Arben Ndreu

Edema cerebral nas neuroinfecções

Arben Ndreu

Edema cerebral nas neuroinfecções

ScienciaScripts

Imprint
Any brand names and product names mentioned in this book are subject to trademark, brand or patent protection and are trademarks or registered trademarks of their respective holders. The use of brand names, product names, common names, trade names, product descriptions etc. even without a particular marking in this work is in no way to be construed to mean that such names may be regarded as unrestricted in respect of trademark and brand protection legislation and could thus be used by anyone.

Cover image: www.ingimage.com

This book is a translation from the original published under ISBN 978-3-659-89224-0.

Publisher:
Sciencia Scripts
is a trademark of
Dodo Books Indian Ocean Ltd. and OmniScriptum S.R.L publishing group

120 High Road, East Finchley, London, N2 9ED, United Kingdom
Str. Armeneasca 28/1, office 1, Chisinau MD-2012, Republic of Moldova, Europe
Managing Directors: Ieva Konstantinova, Victoria Ursu
info@omniscriptum.com

Printed at: see last page
ISBN: 978-620-8-57324-9

ÍNDICE DE CONTEÚDOS

ABREVAÇÕES

CT	Computed tomography
TNF	Tumor Necrosis Factor
GSG	Gllasgow Scale
ADH	Antidiuretic Hormone
IT	Improvement Time
ICU	Intensive Care Unit
CSF	Cerebra-Spinal Fluid
BM	Bacterial Meninigitis
PABM	Probable Acute Bacterial meningitis
WHO	World health Organisation
AAP	Average Arterial Pressure
PCR	Polymerase chain reaction
ICP	Intracranial pressure
PMN	Polymorphonucleares
CPP	Cerebral perfusion pressure
UHCT	University Hospital Center, Tirana
CSFR	Cerebrospinal fluid rhinorhoe
RMN	Magnetic resonance
CNS	Central Nervous System
X^2	Chi square test x^2
WNV	West Nile Virus
CMV	Citomegalovirus
HIV	Human immunodeficience virus

CAPÍTULO 1. INTRODUÇÃO

A abordagem de casos com edema cerebral por infecções do SNC é um dos momentos mais difíceis da prática médica, especialmente em medicina de emergência.

Conhecer a distribuição destes diagnósticos e as tendências que ocorrem na sua incidência na população da Albânia é um aspeto muito importante para avaliar a situação epidemiológica e também para se preparar para enfrentar estas situações.

Os problemas que exigem soluções nestas situações são o diagnóstico rápido e o tratamento adequado, pelo que é necessária qualificação, metodologia moderna de tratamento destes diagnósticos e dispositivos médicos adequados.

Devemos notar que o tempo é um elemento importante na medicina em geral e particularmente na medicina de emergência. Neste estudo, estou a tentar salientar que o tempo de intervenção afectaria o edema cerebral o suficiente para reduzir a mortalidade e o nível de complicações ou sequelas. Um bom e típico exemplo é o tratamento bem sucedido de pacientes com meningite bacteriana pós-traumática.

Penso que a existência de um protocolo diagnóstico e terapêutico nas urgências, onde o primeiro plano é o edema cerebral, é exatamente a chave do sucesso. O tratamento destes doentes é muito específico de caso para caso. A intervenção com o mesmo esquema terapêutico mas com diferença no tempo de medicação de caso para caso, de acordo com a gravidade da doença e a idade é muito importante e ocupa um espaço importante neste estudo.

Este tema é uma continuação do trabalho realizado no Hospital de Doenças Infecciosas, especialmente na Unidade de Cuidados Intensivos. O material científico dos médicos albaneses é de grande valor, onde não posso deixar de mencionar o Dr. Mehdi Canin e o Prof.Asc Silva Bino.

CAPÍTULO 2. OBJECTIVOS DO ESTUDO

O objetivo do estudo.

Este estudo tem como objetivo apresentar as principais caraterísticas epidemiológicas, clínicas, laboratoriais, diagnósticas, prognósticas e terapêuticas do edema cerebral por neuroinfecções em adultos.

Os objectivos do presente estudo são:

- Uma avaliação da presença de sintomas no envolvimento meníngeo e encefalítico por edema cerebral.

- Avaliação do doente em função da gravidade da doença no momento da admissão, da situação clínica e dos diagnósticos complementares relacionados com as patologias actuais e também com a atividade profissional.

- Especificação do tratamento com corticosteróides com base na gravidade através da pontuação do GSG.

- Descrição das caraterísticas epidemiológicas do grupo de diagnósticos considerados responsáveis pelo edema cerebral em adultos com neuroinfecções.

- Medir a importância dos dias de hospitalização de acordo com os diagnósticos responsáveis.

CAPÍTULO 3. MATERIAL E MÉTODO

3 .1. Recolha de dados

3.1.1 Material

Fonte de dados

A Clínica de Terapia Intensiva (ITC) do Departamento de Doenças Infecciosas do Centro Hospitalar Universitário "Madre Teresa", Tirana, está fortemente relacionada com uma história de vários anos na utilização de dexametasona em adultos com PABM. As doses foram diferentes e ajustadas empiricamente de acordo com os doentes e o grau de gravidade da doença.

3.1.2 Método

O estudo é retrospetivo. Este estudo foi efectuado na base de dados de 20052009.

Os dados recolhidos consistiam em generalidades, história da doença, exame objetivo, resultados laboratoriais, dados imagiológicos, que nos ajudaram a determinar o diagnóstico. Os dados recolhidos foram apresentados numa base de dados para efetuar as respectivas análises.

Desde o início, definimos critérios inclusivos e exclusivos

Pacientes incluídos:

1. Casos com diagnósticos confirmados de neuroinfecções: 78.
2. Casos de encefalopatias não infecciosas (diagnósticos indefinidos): 5.

3.1.2.1 Definições do estudo.

Neste estudo, incluímos todos os pacientes com PABM que eram positivos para sintomas de meningite com Glasgow Coma Scale (GCS)≤ 13, o líquido cefalorraquidiano (LCR) dos quais foram macroscopicamente alterados com um total de mais de 400 células / mm3 onde polimorfonucleares (PMN) compreendiam pelo menos 60% e um grau de relação LCR para a concentração de glicose sérica de < 50%.

Para efeitos de estudo, os doentes foram divididos em dois grupos: 1) os doentes muito doentes (Escala de Coma de Glasgow [GCS]≤ 7 e 2) os doentes menos doentes (GCS 8-12). Os doentes foram considerados melhorados quando atingiram a GCS≥ 13. A análise estatística foi efectuada através do programa SPSS 15.0 para Windows. As variáveis contínuas foram apresentadas em média e valor e desvio padrão. As variáveis discretas foram apresentadas em valor absoluto e percentagem.

Para comparar as diferenças entre os subgrupos utilizámos o teste T, o teste do Qui-quadrado e o teste de Mann-Whitney, adaptando os mecanismos dos testes às necessidades de análise dos dados. Para o cálculo da correlação entre a dose de dexametasona e a CC foi utilizado o teste dos dois lados de Pearson. O nível de significância foi fixado em≤ 0,05 (5%).

Para determinar a incidência, as tendências, os grupos segundo a idade, o sexo, a profissão, a residência, etc., recorremos à base de dados do Serviço de Estatística do Centro Hospitalar Universitário.

A exatidão das informações utilizadas é confirmada. Para avaliar a incidência, utilizámos os melhores dados disponíveis em da população de Tirana, que são medições do INSTAT 2005.

3.1.3 Análise de dados

3.1.3.1 Análise estatística

Para comparações entre grupos relativamente a vários parâmetros utilizámos os testes $\chi 2$, para comparações dos resultados expressos como média utilizámos o teste t para variáveis independentes e para avaliar as ligações entre dois fenómenos diferentes utilizámos o teste de correlação de Pearson. Os valores foram considerados significativamente diferentes se fossem inferiores a 0,05.

Um dos aspectos do estudo diz respeito à metodologia de cálculo do impacto do tratamento em doentes com diagnósticos específicos, como a Meningite Bacteriana, que representa o diagnóstico mais importante das neuroinfecções. Neste estudo retrospetivo, analisámos os registos clínicos de doentes hospitalizados entre 2002 e 2009 (a extensão do estudo deve-se ao estudo da BM neste período) no Serviço de Doenças Infecciosas do Centro Hospitalar Universitário "Madre Teresa", em Tirana. Todos os doentes foram tratados com dexametasona.

3.1.3.2 Medição dos resultados

O TI (tempo de melhoria) foi a nossa principal medida de avaliação do estudo, o que significa o tempo (em dias) desde o início da terapêutica com dexametasona até os doentes cumprirem os critérios para serem considerados melhorados, tal como indicado nas definições do estudo.

3.2 Tipos de bases de dados e estudo retrospetivo

O material deste estudo baseia-se nos processos clínicos de 83 doentes admitidos durante o período de janeiro de 2002 a maio de 2009 na unidade de cuidados intensivos do Hospital de Doenças Infecciosas do UHC Madre Teresa em Tirana. Inclui doentes com diagnóstico de meningite suspeita e confirmada, meningo-encefalite, abcesso cerebral e várias patologias limítrofes.

3.3 Coleção de literatura

A parte teórica foi realizada utilizando os recursos existentes, a literatura publicada e métodos de investigação em linha. O resumo da literatura estrangeira foi efectuado através de uma pesquisa sistemática dos artigos mais importantes publicados até ao final de 2009, utilizando várias bases de dados como a Medline e a Cochraine Library. A pesquisa foi efectuada utilizando palavras-chave como "Cerebral edema" (edema cerebral) combinadas com "Adults" (adultos), "Bacterial meningitis" (meningite bacteriana), "Epidemiology" (epidemiologia), "Infectious agent" (agente infecioso), "Clinical manifestations" (manifestações clínicas), "Laboratory findings" (resultados laboratoriais), "Prognosis" (prognóstico), "Complications" (complicações), "Average length of stay" (duração média do internamento), etc. A estratégia de pesquisa incluiu também um estudo dos capítulos e subcapítulos dos livros de texto mais populares sobre Doenças Infecciosas e Neurológicas.

Outra forma de fornecer informações e dados foi a pesquisa na Internet em páginas importantes, como a Medscape Infectious Diseases ou a PubMed, ou nas páginas de instituições importantes, como a OMS, o CDC, etc.

3.4. Palavras-chave na pesquisa edema cerebral combinado com: *adultos meningite bacteriana epidemiologia agente infecioso manifestações clínicas resultados laboratoriais prognóstico complicações tempo médio de internamento,* etc.

CAPÍTULO 4. MATERIAL TEÓRICO

4.1 Edema O edema cerebral é causado como resultado do aumento da pressão intracraniana, pode desenvolver-se em algumas situações como traumatismo craniano, hemorragias cerebrais, infecções do SNC, tumores, e nas alterações do líquido cefalorraquidiano (aumento ou diminuição do mesmo) [1, 2]. Como resultado da hiperhidratação dos neurónios, ocorre o inchaço da célula e, consequentemente, o aumento do volume da massa cerebral. Este aumento é destorcido no interior do crânio, provocando desta forma a pressão dos tecidos e dos vasos sanguíneos. O edema cerebral é classificado em três tipos: vasogénico, citotóxico e intersticial. Podem ocorrer separadamente ou em simultâneo.

4.1.1 Edema citotóxico

O edema citotóxico refere-se à acumulação ou entrada de líquido no interior da célula. Normalmente, isto ocorre durante episódios de hipóxia quando é possível o metabolismo aneorob. No desenvolvimento do metabolismo aneorob, um fator importante é a diminuição da produção de ATP e a redução da função celular, incluindo a função da bomba de sódio-potássio. Nesta situação, observa-se a saída de potássio para o exterior da célula e o influxo de sódio para o interior da célula. Desta forma, ocorre um inchaço da célula, que pode evoluir para a destruição da membrana e, finalmente, para a morte celular. O edema citotóxico também pode ser induzido pela hiperosmolaridade [3, 4]. Esta situação está associada ao aumento do teor de água na corrente sanguínea em relação a outros tipos de células. Isto cria um gradiente osmótico, e assim a água passa do exterior da corrente sanguínea para o interior da célula.

4.1.2 Edema vasogénico

O edema vasogénico é o resultado do aumento da quantidade de líquido no espaço extracelular. Isto acontece quando a barreira hemato-cefálica é danificada, como no caso da sua rutura, quando a permeabilidade capilar aumenta e se manifesta pelo aparecimento de proteínas plasmáticas. Afectando o mecanismo bem conhecido do gradiente osmótico, as proteínas plasmáticas extravasadas induzem o extravasamento de líquido dos tecidos para o espaço extracelular. As experiências actuais mostram que a inflamação meníngea começa após a entrada de microrganismos e o seu crescimento no líquido cérebro-espinal. Os elementos específicos libertados pelas bactérias são um fator importante da resposta no espaço subaracnóideo, que inclui a libertação de citocinas pró-inflamatórias, como a interleucina-1 e o fator necrótico tumoral, pelo endotélio e pelas células meníngeas, macrófagos e microglia. Estas citocinas aumentam a aderência e o movimento transendotelial dos neutrófilos [5, 6]. As citocinas representam um aumento da passagem destes leucócitos, estão envolvidas em várias famílias de adesão molecular e interagem com receptores destes leucócitos.

Existem três tipos de mediadores da adesão dos leucócitos endoteliais.

1. O primeiro tipo inclui as moléculas do tipo l,2 de adesão intercelular.

2. O segundo tipo inclui a integrina CD11a / CD18.

3. O terceiro tipo inclui as moléculas de adesão de leucócitos-1 (selectivas).

As citocinas podem também reforçar a ligação entre os leucócitos selectivos e a molécula de adesão leucocitária ou os receptores das células endoteliais devido à contribuição dos neutrófilos circulantes para o espaço subaracnoial. Neste espaço, os neutrófilos são capazes de libertar produtos como as prostoglandinas e os metabolitos tóxicos do oxigénio que aumentam a permeabilidade capilar e causam neurotoxicidade.

Em experiências realizadas em animais, demonstrou-se que a rutura da barreira hemato-cefálica e do endotélio intercelular, observou-se a ocorrência de vesículas pinocíticas nas células endoteliais e o trânsito de albumina das vénulas pós-capilares para o espaço subaracnoidal. As alterações acima mencionadas podem contribuir para o desenvolvimento de um aumento da pressão intracraniana e de alterações da perfusão cerebral [1, 7].

O edema cerebral é frequente durante o aumento da permeabilidade da barreira hemato-cefálica (vasogénico) ou durante o inchaço das células cerebrais em resultado de moléculas tóxicas libertadas por bactérias e neutrófilos (citotóxico).

O aumento da pressão intracraniana pode frequentemente resultar principalmente do bloqueio do aquaduto ou do foramina magnum durante a inflamação do espaço aracnoide (intersticial). A circulação sanguínea no cérebro aumenta desde o início da meningite. Mas mais tarde, em alguns doentes, a circulação sanguínea pode diminuir, especialmente naqueles que sofrem de danos neurológicos [6, 8]. Quando a pressão da circulação cerebral (pressão intracraniana menos a pressão arterial média) está claramente reduzida, a morbilidade e a mortalidade da meningite bacteriana aumentam.

As áreas hipoperfundidas ou as lesões isquémicas resultam de inflamação vascular local e de trombose que também podem ocorrer numa circulação sanguínea normal no cérebro. Os danos na autorregulação da circulação cerebral podem ser um fator no desenvolvimento de edema ou isquemia cerebral devido a alterações na pressão de perfusão cerebral.

4.1.3 Edema intersticial

Edema intersticial associado ao movimento do líquido cefalorraquidiano através das paredes ventriculares. Isto está associado ao movimento do sódio e da água para a substância branca que rodeia os ventrículos. Estes efeitos levam ao aumento do volume do líquido extracelular e, por conseguinte, o edema intersticial está associado à hidrocefalia. Consequentemente, o tratamento inclui uma drenagem temporária [9].

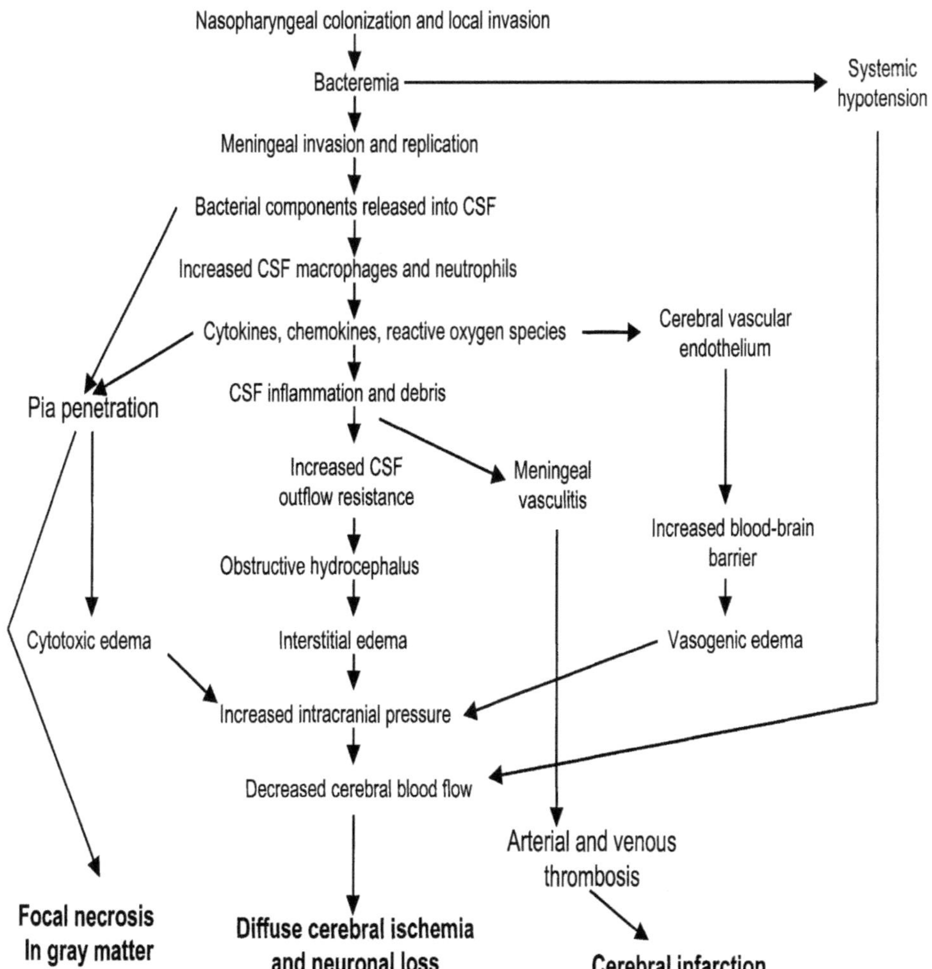

4.1.4 Infecções do SNC associadas a edema cerebral

A. Meningite bacteriana aguda

B. Meningite viral

C. Meningite crónica

D. Encefalite

E. Meningoencefalite

F. Abcesso cerebral e empiema

O cérebro e a medula espinal constituem uma estrutura anatómica comum no organismo. O líquido cefalorraquidiano é o "tampão" de todas as estruturas acima mencionadas e das estruturas ósseas circundantes. É diferente dos outros fluidos corporais, apresentando níveis mais baixos de proteínas e imunoglobulinas [10, 11]. O sistema nervoso central possui uma rede linfática e a introdução de linfócitos depende da circulação sanguínea. As camadas meníngeas têm uma dupla função: envolvem e protegem o cérebro e a medula espinhal. Juntamente com os vasos sanguíneos, os plexos coroidais e a camada aracnoidal, as meninges formam a barreira hemato-cefálica. A sua estrutura e função representam uma barreira entre o sangue e o líquido cefalorraquidiano [5, 12, 13].

Esta camada envolvente do cérebro desempenha um papel homeostático no que diz respeito aos parâmetros ácido-básicos do corpo; também impede a entrada de muitos fármacos e toxinas. Os processos inflamatórios podem induzir um aumento imediato da concentração de proteínas no LCR, a maior parte delas provenientes do sangue e com baixo peso molecular [4, 7].

Quando a barreira hemato-cefálica é danificada pela inflamação, as proteínas e outras células entram imediatamente no líquido cefalorraquidiano. Isto desencadeia uma resposta imunitária eficaz e também sugere uma terapia antibiótica agressiva, como a penicilina ou a vancomicina, que normalmente não penetram numa barreira intacta [14, 15].

As desvantagens da inflamação e da exsudação são:

- Aumento da pressão intracraniana com redução da perfusão cerebral (a diferença entre a pressão do sangue e do líquido CS)

- Redução do fluxo hemático para o cérebro.

O aumento da pressão do líquido cefalorraquidiano está associado a alterações do volume do líquido cerebral. O volume do líquido cerebral não é o mesmo no edema cerebral, desde que a quantidade de líquido seja maior nos ventrículos do que no interstício.

Especialmente na meningite, não há limitação da entrada de fluidos, o que evitaria o aumento da pressão intracraniana, a redução do volume circulante e a lesão da perfusão cerebral [11, 16]. A encefalite pode estar associada a edema, que é demonstrado por exame imagiológico, TC e ressonância magnética (RM). Este edema é reduzido com o protocolo terapêutico de dexametasona. A incidência de perda de audição num determinado tipo de meningite é reduzida pela utilização precoce de dexametasona. Esta preparação reduz o edema e a inflamação, e também protege as células do aparelho coclear das endotoxinas [5, 17].

4.2 Epidemiologia

As infecções do sistema nervoso central são um aspeto importante da prática neurológica mundial [12, 14]. As infecções do sistema nervoso central constituem um pesado encargo para os recursos de saúde de muitos países. Nos EUA, ocorrem cerca de 25 000 casos de meningite bacteriana por ano, mas esta doença é muito mais prevalente nos países desenvolvidos. Os estreptococos do grupo B e os bacilos gram-negativos entéricos são os agentes causadores da maioria dos casos de meningite bacteriana durante o período neonatal nos países desenvolvidos. A lista de agentes infecciosos responsáveis é longa e, frequentemente, muitos deles podem não ser identificados. Só nos EUA, por exemplo, há cerca de 19.000 admissões anuais por encefalite, resultando em 230.000 dias de hospitalização, 1400 mortes e um custo anual de 650 milhões de dólares [13, 15]. Apenas um terço dos casos foram identificados como agentes causadores de encefalite, apesar das instalações laboratoriais. São necessários dados epidemiológicos para ajudar os clínicos no diagnóstico e os decisores políticos no combate à doença a uma escala maior. Na Ásia, as infecções do sistema nervoso central são de particular relevância e interesse devido à endemicidade de muitas destas infecções, como a encefalite japonesa e a tuberculose. No entanto, há ainda uma falta de dados epidemiológicos da Ásia e de África [13]. O objetivo é refletir a tendência epidemiológica de três infecções do sistema nervoso central na região, as diferenças entre os agentes patogénicos causadores, a propagação de agentes patogénicos conhecidos de uma área para outras áreas e a evidência de novos agentes patogénicos.

4.2.1 Factores de risco

Como em qualquer outra patologia, nas neuroinfecções existem factores predisponentes que reduzem ou aumentam o risco destas patologias com morbilidade e mortalidade significativas. A vacinação inadequada durante a infância aumenta o risco de meningite. No entanto, a introdução de protocolos de vacinação tem levado à redução de casos com infecções do SNC nos países onde são aplicados [16, 17]. Alguns outros factores de risco são:

Idade: A maioria das meningites virais ocorre em crianças com menos de 5 anos. No passado, a meningite bacteriana afectava geralmente crianças pequenas. Desde metade da década de 1980, como resultado da proteção oferecida pelas vacinas infantis, a idade média em que a meningite bacteriana é diagnosticada aumentou de 15 meses para 25 anos.

Viver na comunidade: Os estudantes que vivem em dormitórios, o pessoal das bases militares e as crianças em internatos ou jardins-de-infância são mais vulneráveis à meningite meningocócica, provavelmente porque as doenças infecciosas tendem a propagar-se rapidamente em grupos alargados de pessoas.

Gravidez: Durante a gravidez, a modificação do sistema imunitário pode favorecer infecções como a listeriose - uma infeção causada pela bactéria listeria, que também pode causar meningite. A listeriose na gravidez pode também afetar o desenvolvimento do bebé.

Profissão: As pessoas que trabalham com animais de estimação, incluindo os agricultores, correm um maior risco de contactar com a listeriose que pode levar à meningite.

Compromisso do sistema imunitário: Os factores que comprometem o sistema imunitário - incluindo a SIDA, a diabetes, as doenças malignas e a utilização de imunossupressores - são favoráveis ao desenvolvimento de infecções em geral e também de meningite. A retirada do baço, parte importante do sistema imunológico, também aumenta o risco de meningite. A meningite criptocócica ocorre em doentes com VIH-SIDA.

Regiões geográficas: A visita a regiões de países onde os mosquitos - vectores de vírus - são comuns aumenta o risco de encefalite epidémica.

Sazonalidade: É notório que muitas infecções do SNC ocorrem durante os meses de inverno, tal como aumenta a prevalência de infecções do trato pulmonar. Por outro lado, há casos de prevalência sazonal que dependem diretamente do vetor e do organismo causador.

4.2.2 Epidemilogia da meningite bacteriana

O termo meningite significa inflamação das meninges (camadas que envolvem o cérebro).

No entanto, a inflamação nem sempre é tão específica, afectando apenas as meninges. Em muitos casos, a inflamação espalha-se para estruturas anatómicas próximas, conduzindo desta forma a uma meningoencefalite. A meningite pode apresentar-se como uma inflamação aguda, subaguda, crónica ou recorrente. A meningite bacteriana (BM) foi descrita pela primeira vez no início do século XX, com uma mortalidade virtual de 100%. A sua incidência atual varia entre 4-6 casos por 100.000 adultos. Apesar dos avanços na terapia antibiótica, a BM tem uma mortalidade à escala mundial de 20% a 30% [12, 5]. Cerca de 50% dos sobreviventes apresentam sequelas neurológicas, como deficiência auditiva, distúrbios com crises epilépticas e problemas de aprendizagem e comportamento [15, 7].

4.3. Agentes causadores

Os agentes causadores da Meningite são:

a) Meningite bacteriana aguda

Streptococcus pneumoniae 47%

Neisseria meningitidis 25% 59% em doentes com mais de 19 anos

Haemophilus influenzae B 7%

Listeria monocytogenes 8%

Streptococcus do grupo B 12%

45% em crianças com menos de 2 anos

Meningite meningocócica (13 serogrupos)

Bactérias entéricas gram-negativas

TBC

Micobactérias não tuberculosas

Brucelose

Sífilis

Borrelia

Micose

b) Meningite viral ou meningite asséptica

Predominância de LCR com linfocitose e pleocitose

Enterovírus não-poliomielite

Papeira (a causa mais comum de meningite asséptica)

Arbovírus

Vírus do herpes VIH

Adenovírus (bebés)

Poliovírus dos tipos 1, 2 e 3.

Os agentes causadores da Encefalite são:

Embora o termo encefalite na literatura signifique inflamação do cérebro, refere-se geralmente a inflamação resultante de uma infeção viral. As formas selvagens e as mortes são raras. A encefalite é classificada em duas formas:

Encefalite primária. Isto acontece quando o vírus invade diretamente o cérebro e a medula espinal.

Encefalite secundária. Isto acontece quando um vírus invade primeiro outra parte do corpo e depois o SNC. Aqui estão algumas das causas mais comuns de encefalite:

Vírus do herpes

Alguns vírus do herpes que podem levar à encefalite são [18]:

Vírus do herpes simplex.

Vírus varicela-zóster.

Vírus Epstein-Barr

Infeção em crianças

Em casos raros, a infeção pode ocorrer mesmo após a aplicação de vacinas:

Rubeolla

Caxumba

Arbovírus

Encefalite equina autóctone

Encefalite equina ocidental

Encefalite de St. Louis

Encefalite de La Crosse

Encefalite do Nilo Ocidental

Enterovírus com:

Echovírus

Coxsackievírus

e outros vírus.

As causas bacterianas de encefalite incluem Mycobacterium tuberculosis (TB) e Bartonella henselae [19].

Abcessos

Os abcessos podem surgir e disseminar-se a partir de uma infeção intracraniana, como a mastoidite, mas geralmente são disseminados para o cérebro por via hematogénica. A disseminação hematogénica a partir do coração ou dos pulmões é mais comum. As doenças cardíacas congénitas com shunt da esquerda para a direita, as fístulas AV pulmonares, a bronquectasia e os abcessos pulmonares são todos considerados factores de risco. A endocardite bacteriana é normalmente apenas um fator de risco menor para os abcessos cerebrais.

O Streptococcus viridans é o microrganismo isolado na maioria dos casos, mas os abcessos são normalmente polimicróbicos e o Staphylococcus aureus, o Streptococcus hemolítico, o Enterobacteriaciae, o Bacteroides e outros anaeobe são também comuns. Em doentes imunodeprimidos, podem ocorrer abcessos devido a Toxoplasma gondii e Candida.

4.4 Patogénese

A maioria das infecções do SNC tem origem no sangue; as causas mais comuns são a colonização por microrganismos ou focos infecciosos em diferentes partes do corpo. Assim, os vírus que causam a Meningite encontram-se frequentemente na garganta, no intestino e no LCR [4, 6]. Assim, um recém-nascido que tenha uma lesão cutânea por herpes simplex constitui um risco de desenvolver encefalite.

A meningite bacteriana pode ocorrer se houver a presença de microorganismos na nasofaringe. De qualquer forma, não existe nenhuma regra que diga que as infecções de estruturas próximas não podem desenvolver uma neuroinfecção. No entanto, as infecções crónicas por Streptococcus pneumoniae podem atingir os seios paranasais e o ouvido médio. Em caso de lesão da dura-máter meníngea por traumatismo, cirurgia ou qualquer outro motivo, a infeção do SNC é quase certa e pode repetir-se no futuro.

Isto é evidente no caso da meningite causada pela ameba, que atinge o SNC através da lâmina cribrosa [20, 21]. São raros os exemplos de propagação de agentes patogénicos infecciosos através de troncos nervosos ou segmentos da medula espinal. O vírus da raiva pode entrar através dos nervos periféricos e passar para o SNC, causando infeção. O período de incubação é proporcional ao comprimento do nervo que deve passar o vírus. Enquanto o vírus do herpes zoster causa mieloencefalite entrando na raiz dorsal da medula espinhal, e depois passando de uma porção nervosa para outra.

Efeitos da inflamação meníngea

Elevação de proteínas e células no LCR, como linfócitos e polimorfonucleares Aumento da permeabilidade das membranas

Aumento das massas de água no cérebro

Aumentam a pressão do LCR e reduzem a perfusão cerebral

Hidrocefalia provável, como consequência do bloqueio do aqueduto

Vias de acesso dos agentes causadores a partir de focos primários no SNC

Durante a viremia

Infecções locais ou generalizadas

A propagação de focos infecciosos no crânio

Entrada de bactérias através de uma falha na dura-máter

Entrada através da lâmina cribrosa (raro)

Penetração através das fibras nervosas (também rara)

Patogénese e fisiopatologia da meningite bacteriana

As causas mais comuns de meningite, N. meningitidis e S. pneumoniae, colonizam inicialmente a nasofaringe atacando as células epiteliais da nasofaringe. Estes organismos conseguem aderir às células epiteliais da nasofaringe através da interação de estruturas da superfície bacteriana, como as fímbrias da N. meningitidis, com receptores da superfície celular. Em seguida, as bactérias são transportadas para o interior da célula através da membrana do vacúolo revestido para o espaço intravascular ou invadem o espaço intravascular criando fissuras nas junções apertadas das células epiteliais colunares apicais. As bactérias Streptococcus pneumoniae e N. meningitidis estão ambas encapsuladas e, após serem introduzidas na corrente sanguínea, conseguem evitar a fagocitose pelos neutrófilos e também a atividade bactericida clássica mediada pelo complemento, devido à presença de polissacáridos na composição da cápsula. As bactérias capazes de sobreviver na corrente sanguínea passam para o LCR a partir do fluxo sanguíneo através dos plexos corióides dos ventrículos laterais e de outras áreas onde a barreira hemato-encefálica está alterada. O LCR tem uma capacidade de proteção reduzida devido à falta de componentes do complemento e de imunoglobulinas [22]. O LCR normal não infetado contém células fagocíticas, baixa concentração de proteínas, não contém IgM e baixa concentração de C3 e C4 [23]. Para além disso, o ambiente do líquido do LCR prejudica a fagocitose das bactérias pelos neutrófilos. As bactérias multiplicam-se rapidamente no espaço subaracnóideo, e a multiplicação das bactérias e a sua lise por antibióticos bactericidas resulta na libertação dos componentes das paredes celulares bacterianas. Isto leva à formação de citocinas inflamatórias, interleucina-1 (IL-1) e fator de necrose tumoral (TNF), por monócitos, macrófagos, astrócitos, microglia e outras células cerebrais, que provocam a alteração da permeabilidade da barreira hemato-encefálica e o recrutamento de leucócitos polimorfonucleares. Este processo resulta na formação de exsudação purulenta no espaço subaracnoide, que é a base das complicações neurológicas da meningite bacteriana. As citocinas inflamatórias IL-1 e TNF, que são produzidas em resposta à libertação de componentes da parede celular bacteriana, promovem a formação de moléculas de adesão de leucócitos nas células endoteliais vasculares. A adesão dos neutrófilos às células endoteliais vasculares é um pré-requisito para que os neutrófilos atravessem a barreira hemato-encefálica. Não é claro qual o papel que desempenham na erradicação da infeção dos neutrófilos no espaço subaracnoideu. O grande número de leucócitos no espaço subaracnoidal contribui para a formação de exsudação purulenta e para a diminuição do fluxo no LCR. A adesão dos leucócitos às células endoteliais do cérebro aumenta a permeabilidade dos vasos sanguíneos, permitindo assim o aparecimento de proteínas plasmáticas através de fusões intercelulares com o edema cerebral. Os leucócitos que migram para o LCS atingem aqui podem ser estimulados por citocinas inflamatórias e degranulam libertando metabolitos tóxicos de oxigénio que causam edema citotóxico cerebral. A IL-1 é um agente químico que apela aos neutrófilos. A IL-1 também pode ter um papel no nível de consciência e temperatura na meningite bacteriana. Está demonstrado que a IL-1 facilita as ondas lentas durante o sono e provoca febre através do efeito que tem no hipotálamo. Outras citocinas inflamatórias, incluindo a IL-6 e a IL-8, também desempenham um papel na indução da inflamação das meninges, assim como a IL-1 e o TNF. O fator de ativação das plaquetas tem um papel significativo no aumento da permeabilidade da barreira hemato-encefálica [24]. As alterações na permeabilidade da barreira hemato-encefálica no desenvolvimento de meningite bacteriana vasogénica resultam em edema cerebral, que por sua vez leva ao aumento da pressão intracraniana. Permite também o aparecimento de proteínas plasmáticas no LCR que contribuem para o aumento do exsudado inflamatório no espaço subaracnoideu [25]. A exsudação subaracnoidal purulenta interfere com a função de absorção das granulações aracnoidais. Como a absorção do LCR é inibida, ocorre a alteração do movimento transependimal do fluido do sistema ventricular para o parênquima cerebral, contribuindo para o edema intersticial. A exsudação purulenta das cisternas basais estreita-se através do aparecimento de LCS ventriculares, o que também afecta o edema intersticial.

O aumento da pressão intracraniana (PCI) afecta a pressão de perfusão cerebral (PPC), que é definida como a diferença entre a pressão arterial média (PAM) e a PCI (PPC = PAM - PCI). A PPC é afetada negativamente pela perda da autorregulação cerebral. Inicialmente, o fluxo sanguíneo cerebral aumenta durante a meningite bacteriana; no entanto, o fluxo sanguíneo cerebral contínuo começa a diminuir.

O fluxo sanguíneo para o cérebro é normalmente regido pela autorregulação cerebrovascular. Há dilatações ou restrições em relação à resistência dos vasos sanguíneos em resposta a alterações na PPC, como resultado de alterações na PEM ou alterações na PIC [26]. A perda de autorregulação significa que o fluxo sanguíneo cerebral no cérebro diminui quando a pressão arterial sistémica diminui e aumenta quando a pressão arterial sistémica aumenta. Uma vez que os doentes com bacteriemia e meningite bacteriana estão em risco de hipotensão, a perda de autorregulação ameaça-os com a diminuição do fluxo sanguíneo cerebral no cérebro. O fluxo sanguíneo para o cérebro também é modificado pelo estreitamento das grandes artérias da base do cérebro como resultado de danos causados pelo exsudato purulento do espaço subaracnóideo. Além disso, a infiltração de células inflamatórias nas paredes das artérias com espessamento secundário da íntima e trombose dos grandes seios, bem como os tromboflebites das veias corticais cerebrais contribuem para a redução do fluxo sanguíneo para o cérebro.

Patogénese e fisiopatologia da encefalite

A encefalite é um processo inflamatório do parênquima cerebral. Está associada a evidência clínica de disfunção cerebral em processos infecciosos (geralmente virais) ou não infecciosos. O modelo de envolvimento cerebral depende de agentes patogénicos específicos, do estado imunitário dos doentes e também de factores ambientais. Na encefalite viral, o vírus entra e replica-se principalmente nas regiões periféricas, como o TGI, a pele, o sistema urogenital ou o sistema respiratório. A disseminação posterior para o SNC faz-se por via hematogénea (enterovírus, arbovírus, HSV, VIH) ou retrógrada através do transporte axonal, por exemplo, no caso do vírus do herpes ou do vírus da raiva.

A interação entre o vírus neurotrópico e a resposta imunitária do hospedeiro (mediada por anticorpos humorais, células T citotóxicas e citocinas) resulta na infeção e inflamação do parênquima cerebral. Os processos auto-imunes com anticorpos dirigidos contra componentes cerebrais normais (por exemplo, a mielina) desempenham um papel importante na disseminação aguda da encefalomielite.

A inflamação perivascular e a desmielinização já são visíveis. Se o agente etiológico for desconhecido, presume-se que a reação inflamatória no parênquima cerebral é mediada por um agente inacessível.

4.5 Os dados clínicos

A apresentação clássica da meningite bacteriana é feita com dor de cabeça, febre, rigidez do pescoço e alteração da consciência, mas os sintomas clínicos variam consoante a idade do doente e a duração da doença antes da apresentação ao médico. Os sintomas e sinais de meningite bacteriana em recém-nascidos são frequentemente subtis e inespecíficos, incluindo temperatura e hipotermia, letargia, ataques epilépticos, irritabilidade, fontanela inchada, desnutrição, vómitos e stress respiratório. A meningite deve ser sempre tida em consideração na suspeita de sépsis neonatal. Em crianças e adultos, os sintomas e sinais de meningite bacteriana são febre, dor de cabeça, vómitos, fotofobia, rigidez do pescoço, confusão ou coma. As queixas típicas nos adultos são dor de cabeça, fotofobia, rigidez do pescoço e, frequentemente, a transição do estado de letargia para o estupor e o coma. A apresentação clínica da meningite nos adultos consiste em febre e confusão, estupor ou coma. O endurecimento do pescoço é um sinal patognomónico de irritação meníngea que surge como resultado de exsudação purulenta ou hemorragia no espaço subaracóide. A rigidez do pescoço ou, como se diz, o meningismo, observada quando se dobra o pescoço, faz resistência passiva. O sinal de Kerning é também um sinal clássico de irritação meníngea e, tal como descrito pela primeira vez por Kerning, requer que o doente esteja sentado.Joseph Brudzinski descreve pelo menos cinco sinais meníngeos diferentes. O seu sinal mais famoso é o sinal da parte posterior do pescoço, provocado quando o doente está em posição supina e é considerado positivo quando a flexão passiva do pescoço está associada a uma flexão espontânea das articulações e dos joelhos. As crises epilépticas ocorrem em 40% dos doentes com meningite bacteriana, tipicamente durante a primeira semana de doença. A etiologia das crises epilépticas pode ser atribuída a uma ou a uma combinação de:

1. febre
2. sintomas cerebrovasculares que consistem em isquemia arterial focal, acidente vascular cerebral ou trombose venosa associada a hemorragia cortical
3. hiponatremia
4. infusão ou empiema subdural que produz o efeito de aumentar a pilha
5. agentes antimicrobianos (por exemplo, Imipenem e penicilina) [27].

O aumento da PCI é uma complicação da meningite bacteriana esperada e apresenta-se com um ou mais dos seguintes sinais clínicos:

1. Alteração do nível de consciência
2. Reflexo de Kushing - bradichardia, hipertensão e perturbação da respiração [28]
3. Pupilas dilatadas ou pupilas que não respondem
4. Solidificação do nervo craniano unilateral ou bilateral com origem no VI
5. Edema papilar
6. Rigidez do pescoço
7. Soluço

8. Vómitos imediatos

9. Postura descerebrada [27].

O acidente vascular cerebral isquémico agudo pode ocorrer durante o desenvolvimento de uma meningite bacteriana em resultado do estreitamento das grandes artérias da base do cérebro. Isto pode acontecer pela passagem de exsudação purulenta no espaço subaracnoidal ou pela infiltração da parede arterial por células inflamatórias (vasculite). Vasoespasmo, ou fechamento trombótico de ramos estenosados da artéria cerebral média e trombose venosa associada a trombo-tanques ou veias corticais também podem ocorrer [23].

1. Encefalite

Sintomas e sinais

Os doentes com encefalite estão geralmente confusos e a sua história não é muitas vezes muito clara. Os sinais neurológicos focais são raros. A duração da evolução pode ser curta, no caso da encefalite por herpes simplex (vários dias), ou muito mais longa, como no caso da doença de Creutzfeld-Jakob (em meses). A única encefalite aguda causada pelo vírus do herpes simplex. O tempo de início é relativamente curto e é acompanhado de febre, sendo frequentes as alterações do estado mental e as convulsões. Uma tríade de sintomas que a deve trazer à memória é: febre, alterações de personalidade ou convulsões. Os sintomas mais comuns são:

- Confusão

- Mudança de personalidade

- Alteração da consciência

- Febre

- Acidentes vasculares cerebrais epilépticos

Abcesso cerebral

Sinais e sintomas

- Dores de cabeça

- Défices neurológicos focais

- A temperatura, a febre e outros sinais de infeção geralmente não ocorrem

- Edema papilar presumível (com PCI do adulto)

- Náuseas, vómitos (com PIC em adultos)

Empiema subdural

O empiema subdural é uma coleção de pus no espaço subdural, normalmente disseminada por saída direta de uma infeção intracraniana ou sinusite. Os sinais e sintomas são semelhantes aos dos abcessos cerebrais, mas são particularmente comuns as convulsões e o tratamento requer basicamente sempre uma drenagem cirúrgica.

4.6 Meningismo e meningite

A meningite é uma inflamação das meninges, enquanto o meningismo é um grupo de sintomas e sinais associados à inflamação. As dores de cabeça, o endurecimento do pescoço, as náuseas, os vómitos e a fotofobia são sinais desta síndrome. A dor de cabeça em geral refere-se à pior dor de cabeça de sempre.

O meningismo pode ocorrer sem o desenvolvimento de meningite. Pode acompanhar uma pneumonia lobar superior, uma infeção do trato urinário e uma temperatura elevada, por exemplo, durante uma disenteria. Nestas condições, o exame do líquido cefalorraquidiano é normal e os outros exames de rastreio dinâmico podem apontar para um diagnóstico real. O meningismo pode ocorrer sem sinais de aumento de temperatura e sem a presença de infeção [29, 30].

Os mecanismos do meningismo sem desenvolvimento de meningite não são claros. Nas hemorragias subaracnoidais, a cefaleia e os vómitos têm um início imediato e podem estar associados a um estado de colapso, perda de consciência e sinais de perturbações neurológicas. As infiltrações malignas são outra causa de meningismo na leucose e nas metástases de melanoma. Por fim, o meningismo pode ser desenvolvido pelo uso inadequado de anti-inflamatórios não esteróides, geralmente o ibuprofeno.

4.7 Diagnóstico diferencial

Teoricamente, o diagnóstico diferencial deve ser feito entre o edema cerebral (em geral) e o edema cerebral nas neuroinfecções. O conceito de edema permanece ainda muito virtual, pelo que nos centramos habitualmente em possíveis comparações entre as patologias que causam edema. O edema cerebral difere de cada uma, dependendo da causa, como metabólica, traumática, isquémica e tóxica.

No entanto, a discussão deste estudo inclui diagnósticos específicos que causam edema cerebral em neuroinfecções, enquanto na prática clínica nos deparamos com sintomas dos doentes (por exemplo, coma) e o diagnóstico diferencial é geralmente baseado na apresentação clínica do doente na admissão. Finalmente, o verdadeiro diagnóstico diferencial é efectuado entre as patologias responsáveis pelo edema cerebral e as patologias que podem ser confundidas com elas.

Encontramos edema cerebral em condições neurológicas e não neurológicas [9].

Doenças neurológicas:

Hemorragias cerebrais, ataque isquémico e tumores cerebrais.

Sem condições neurológicas:

Cetoacidose diabética, coma ácido lático

Hipertensão maligna, encefalopatia hipertensiva

Hepatite viral fulminante,

Encefalopatia de Rey,

Intoxicação sistémica (monóxido de carbono e chumbo)

Hiponatrémia, síndrome da secreção da hormona antidiurética (SIADH) Abuso e dependência de opiáceos

Mordedura de répteis e animais marinhos

Edema das alturas.

O diagnóstico diferencial da meningite bacteriana inclui: meningoencefalite viral, meningite fúngica, meingite tuberculosa, lesões intracranianas de medidas focais, hemorragia subaracnoideia, febre das Montanhas Rochosas e síndrome maligno neuroléptico.

O diagnóstico diferencial de meningite tem mais hipóteses de ser feito durante a análise do LCR.

Hemorragia na produção de RH

Meningite crónica

Esclerose múltipla

Meningite carcinomatosa

Pseudotumores do cérebro

Meningite asséptica

Encefalite

4.8 Diagnóstico

4.8.1 Diagnóstico

Meningite: Avaliar o grau de conetividade entre a presença e o grau de sintomas meníngeos tácteis (febre, cefaleia, rigidez, vómitos, Kerning, Brudzinski), sensibilização (classificação de Gllasgow), défices neurológicos, oximetria, imagiologia, etc.

- Confusão
- Estupor
- Convulsões
- A combinação de temperatura, congelação e candidíase cervical

Encefalite: O diagnóstico baseia-se nos seguintes dados:

- História e sinais físicos
- Imagiologia cerebral para determinar a lesão cerebral que ocupa espaço.
- Punção lombar
- A cultura da CSF (existem algumas organizações)
- Títulos de anticorpos agudos e convalescentes
- A PCR do LCR para a encefalite herpética
- Biópsia do cérebro em casos particulares

Abcesso e empiema: O diagnóstico baseia-se nos seguintes dados

- Os défices neurológicos focais ou as convulsões focais sugerem lesões cerebrais focais

- A TC e a RM com contraste podem mostrar uma lesão em forma de anel ou lesões rodeadas por edema cerebral

- Se o diagnóstico for suspeito, a biopsia cerebral pode confirmar que a lesão é um abcesso.

4.8.2 Diagnóstico laboratorial

O padrão de ouro para o diagnóstico da meningite bacteriana é um exame do LCR (Função Lombar). As alterações clássicas do LCR na meningite bacteriana são:

- Aumento da pressão no momento da abertura

- Pleocitose de leucócitos polimorfonucleares

- Diminuição da concentração de glucose

- Aumento da concentração de proteínas.

O aumento da PIC é sempre uma complicação esperada da meningite bacteriana e, teoricamente, contribui para a hérnia cerebral após a punção lombar.

Quando estão presentes sinais clínicos de aumento da PIC e, ao mesmo tempo, existe uma indicação urgente para a realização de uma punção lombar, deve ser administrado um bolus de manitol de 1 g / kg de peso corporal por via intravenosa e a punção lombar pode ser efectuada 20 minutos mais tarde.

Outra opção é: A punção lombar pode ser adiada, são feitas hemoculturas e aguarda-se até que a PIC seja tratada. No entanto, a punção lombar deve ser feita sempre com o dispositivo adequado (com massa de idade 22) [31].

Quando se toma o LCR para análise, é importante lembrar que os adultos têm aproximadamente 150 ml de LCR, mas os bebés e as crianças têm quantidades menores, de 30 a 60 ml a 100 ml nos recém-nascidos e adolescentes [32]. O volume de LCR em crianças com idades compreendidas entre os 4 e os 13 anos é de 65 a 140 ml, sendo o volume médio de 90 ml [33].

Um adulto deve colher cerca de 10 a 12 ml de LCR e recomenda-se 3 a 5 ml para recém-nascidos e crianças [32]. A concentração de glucose no LCR é considerada baixa quando os valores são inferiores a 40mg/dL ou quando a relação entre a glucose no LCR e a glucose no sangue é inferior a 0,6. O número de glóbulos brancos no LCR é normalmente inferior a 5 células/mm^3, mas as infecções do SNC atingem mais de 1500 células/mm^3 durante a meningite bacteriana. O rastreio do LCR na meningite bacteriana em recém-nascidos pode ser a ausência de pleocitose e concentrações normais de glucose e proteínas.

A coloração de Gram do LCR deve ser examinada com muito cuidado e sem dúvida que aumenta a meningite bacteriana no recém-nascido com febre alta, ataques epilépticos, irritabilidade, letargia e/ou stress respiratório. A administração de terapia antimicrobiana antes da punção lombar não alterará significativamente o número de glóbulos brancos no LCR ou a concentração de glucose no sangue, mas reduzirá a possibilidade de identificar o organismo responsável com a coloração de Gram ou o seu isolamento em cultura [32]. O teste de aglutinação em látex para a deteção do antigénio da meningite bacteriana Hib, S. pneumoniae, N. meningitidis, Streptococcus do grupo B e E. coli K1 nas preparações do LCR foi substituído pela PCR (reação com polimerase de largo espetro que pode detetar até um pequeno número de microrganismos no LCR. Quando a PCR de largo espetro é positiva, pode ser realizada uma PCR com indicadores específicos para a deteção de ácidos nucleicos bacterianos de S. pneumoniae, N. meningitidis, E. coli, L. monocytogenes, H. influenzae e Streptococcus agalactiae. A PCR também ajuda muito bem no diagnóstico de meningite bacteriana em doentes que foram previamente tratados com antibióticos e em doentes em que a coloração de Gram e as culturas do LCR foram negativas. O teste do lisado de amebócitos de Limulus é mais sensível na deteção de meningite bacteriana gram-negativa. Existe uma sensibilidade de 77% a 99% para a deteção de endotoxinas gram-negativas no LCR [31]. Uma regra de ouro é que a coloração com gram e a cultura bacteriana devem ser negativas no LCR colhido 24 horas após o início da terapia antimicrobiana, se o organismo for sensível ao antibiótico.

Punção lombar

A punção lombar é essencial para o diagnóstico na maioria dos casos de meningite e encefalite (mas não para abcessos e empiemas). O teste é sensível e específico para a maioria dos microrganismos.

Procedimentos técnicos da punção lombar

• Colocar o doente em decúbito lateral esquerdo da coluna vertebral sob a direção de um médico (isto significa estender o braço esquerdo, cabeça à sua esquerda).

• O paciente deve ser enrolado em forma de bola, com as barbas a irem ao encontro do peito, os joelhos dobrados sobre o peito. O objetivo é partilhar os processos espinais e facilitar a entrada (achatar as costas como um gato com raiva!)

• Identificar o espaço entre L3 / L4. Os processos espinais emergem e são evidentes e proeminentes como osso. O espaço entre eles é macio. Identificamos e alcançamos as cristas ilíacas superiores posteriores (parte superior da bacia). O espaço entre L3 / L4 é o que atravessa a linha perpendicular da crista ilíaca póstero-superior.

• Repara no espaço. Utilizou um lápis de cor para marcar linhas em ambos os lados.

• Após a colocação das luvas e a esterilização do doente, o procedimento de preparação é alargado. É muito difícil de descrever em palavras, mas pode ser percebido depois de ver na prática duas ou três vezes e, em seguida, pode ser feito sob supervisão. É muito importante manter as condições de esterilidade para cada médico

• Preparar o kit. Deve-se usar um manómetro para medir a pressão, retirando também as rolhas dos frascos assim manipulados com uma só mão. Manter-se em movimento e fechar as rolhas dos frascos de modo a não segurar outra pessoa que possa contaminar a amostra.

• Perguntar ao doente se tem alguma alergia aos anestésicos locais. Caso contrário, administraremos lidocaína a 1%. Certifique-se de que o ar está fora da seringa e, se a anestesia for feita em profundidade, deve experimentar antes de entrar num vaso sanguíneo. Normalmente apenas a pele é anestesiada, certificando-se de olhar para um conjunto como a casca de laranja para se certificar de que é a epiderme anestesiada, que é a camada com maior sensibilidade. Há anestesistas que usam seringas mais compridas para fazer uma anestesia mais profunda, mas acham que isso não está a poupar a dor dos doentes. Se for alérgico a anestésicos, a anestesia pode ser efectuada sem anestesia.

• A agulha de punção espinal e orientada desta forma, conduz na direção acima (fibras do ligamento longitudinal posterior mais divididas do que o esperado); a posição é exatamente a perpendicular às costas do doente.

• Não seja lento porque a introdução lenta é dolorosa. Se for encontrado no osso, retirar completamente e começar do início. É possível que este procedimento seja efectuado mais do que uma vez.

Ao longo do ligamento longitudinal posterior, por vezes, há estalidos fáceis. Se achar que está a fazer um registo no sachus techal, retire um pouco e veja se o LCR é emitido. Se não, tente novamente. Muitas vezes, o sangue só pode ser retirado porque o techal sachus está rodeado por uma reorientação da veia exagerada. Se o sangue coagular na idade, então devemos usar outra idade.

Nos casos em que o doente se queixa de dores não se pode fazer outra coisa senão assegurar que o procedimento termina apenas daqui a algum tempo. Se o doente se queixa de dores nos bolbos dos olhos ou nas pernas devemos perguntar em qual deles porque neste caso estamos a tocar numa raiz nervosa. Se a dor for do lado esquerdo, estamos a descer muito mais do que deveríamos e, nesse caso, devemos tentar novamente. Se for do lado direito, então estamos a ir demasiado alto.

-Depois de recebermos o líquido sanguíneo, devemos deitar 3 ou 4 gotas de sangue para não nos confundirmos. A pressão é medida no momento da abertura. Colocar em cada um dos tubos 2cc de líquido para os testes diagnósticos comuns. Se houver suspeita de tuberculose e micose, devem ser colhidos 10 cc num único tubo de ensaio. Se se pretender efetuar um teste citológico anormal, deve colher-se o máximo possível, mas só para a citologia é necessário um mínimo de 10 cm^3.

• Quando é que há problemas? Espaços comprovados L2 / L3.

• Se continua a ter problemas? O doente fica estagnado porque os interespaços podem ser melhor divididos e a pressão do LCR pode ser mais elevada.

• Se tem problemas de costas? É preferível chamar um radiologista que o execute com direção fluoroscópica.

Exame macroscópico do LCR

Imediatamente após a colheita de amostras, pode observar-se se a hemorragia é vaga ou não. Na meningite bacteriana, é comum que o líquido seja espesso e turvo. Na hemorragia, o líquido subaracnoide é sanguinolento, mas distingue-se facilmente de um líquido após um traumatismo. Se o líquido for clarificado durante o procedimento, então trata-se apenas de uma perfuração traumática. Se o líquido não parecer visualmente normal, pode ser anormal para o olhar atento dos especialistas, que podem descobrir a ksantocromia. A ksantocromia é uma mancha amarela no líquido cefalorraquidiano vermelho causada por pigmentos que resultam da destruição dos glóbulos vermelhos.

Exame microscópico da amostra

Contagem de células

Trata-se de um exame básico e simples que serve não só para o diagnóstico, mas também para a sua exclusão. Para além da contagem das células, uma caraterística muito importante é o seu tipo. Abaixo, a tabela de resumo fornecerá os valores de referência e o número e tipo de células nas infecções do SNC.

Coloração de Gram

Para os investigadores realmente dedicados ao LCS, a realização da coloração de Gram é uma necessidade [34, 35].

Testes que foram feitos com a amostra que recebemos:

Glicose

A glucose no LCR é normalmente 2/3 em comparação com os níveis séricos. Por este motivo, para uma avaliação exacta, é necessária a medição simultânea da glucose no soro. A glicose é normal na meningite viral e pode ser normal na meningite crónica, mas é frequentemente baixa na meningite bacteriana aguda.

Proteína

O nível de proteína é elevado em todos os estados em que a barreira espinal se rompe. Por esta razão, cresce em condições que afectam as raízes nervosas espinhais (diabetes, síndrome de Guillian-Barre), pode aumentar na neoplasia do SNC ou infecções do cérebro, medula espinhal ou meninges. A proteína também aumenta com o envelhecimento normal - uma regra pode aceitar que uma pessoa é "permitida" 1 mg / ml de proteína por cada ano de idade.

A presença de glóbulos brancos é um fator crítico nos casos de meningite. A contagem de glóbulos brancos é normalmente de 5/cu. mm ou menos. No caso da meningite séptica, a contagem de glóbulos brancos aumenta para dezenas, centenas ou milhares.

As alterações podem ajudar a determinar o tipo de infeção. Na meningite asséptica, predominam as formas mononucleares, especialmente os linfócitos. Na meningite séptica, prevalece a forma polimorfonuclear. Se a contagem total for normal, a diferença não é significativa.

Algumas doenças não infecciosas podem provocar um pequeno aumento da contagem de glóbulos brancos no LCR, nomeadamente

- convulsões

- esclerose múltipla

- enfarte cerebral

- contagem de glóbulos vermelhos.

As causas mais frequentes são a hemorragia subaracnoideia e a hemorragia por perfuração. A morfologia dos glóbulos vermelhos pode ser útil - se estiverem enrugados, é provável que estejam presentes no LCR há algum tempo e não sejam simplesmente causados pelo trauma do procedimento (a menos que a amostra tenha permanecido durante muito tempo sem ser processada).

Culturas bacterianas.

As culturas são o "padrão de ouro" para o diagnóstico de meningite bacteriana. O LCR normal é sempre estéril, pelo que, se houver crescimento na cultura, o doente está infetado ou as amostras estão contaminadas. Na meningite bacteriana, as amostras são positivas na maioria dos casos: 80% para S. pneumoniae, 90% para N. meningitidis e 94% para H. influenzae. Os resultados falsos positivos ocorrem se a cultura estiver contaminada por microrganismos da pele, como no caso do estafilococo coagulase negativo, mas este organismo é frequentemente o agente infecioso em infecções de derivação. Os resultados falsos negativos ocorrem frequentemente se a meningite for tratada com antibióticos antes da colheita de amostras de LCR. É de salientar que os doentes com meningite apresentam frequentemente bacteriemia, pelo que as hemoculturas também podem ser positivas. São necessárias cerca de 24 a 48 horas para que os microrganismos cresçam e sejam identificados.

1. Coloração de Gram.

A coloração de Gram é uma parte essencial do exame. Além disso, é 100% específica e tem uma sensibilidade de 60 a 80% para as infecções bacterianas [34, 35].

Teste de antigénios bacterianos

Os testes rápidos para antigénios bacterianos são muito úteis para S. pneumoniae, N. meningitidis e H. influenzae.

Tab. 4.1 Fórmula típica da CSF

	Bacterial	Viral	Fungal	MT
Opening pressure	Normal or high	normal	normale or high	Usually high
Leukocytes (cel/ mm3)	1000-10000	< 300	20-500	50-500
PMN (%)	>80	<20	<50	~20
Mononucleares		lymphocytes		
Erythrocytes (cel/mm3)	Slightly high	Normal	Normal	Normal
Proteins (mg/dl)	Very high (100-500)	Normal	High	High
Glucose	< 40	Normal	Usually < 40	< 40
Gram Staining	60-90 % positive	Negative	Negative	AFB staining + in 40-80%
Positive cultures (%)	70-85	25	25-50	50-80

4.9 Contribuição da imagiologia para o diagnóstico

A meningite bacteriana aguda é um diagnóstico clínico determinado pela história do doente, pelo exame físico e pelos dados laboratoriais.

Os estudos de imagem neurológica são tipicamente utilizados para monitorizar complicações, como hidrocefalia, efusões subdurais, empiemas, enfartes, para excluir abcessos da parênquima e ventrículos. As imagens neurológicas estão indicadas em doentes com evidência de traumatismo craniano, sinusites ou mastoidites, fracturas cranianas ou anomalias congénitas.

Os exames imagiológicos em doentes com meningite aguda podem ser normais. Os resultados de um estudo imagiológico não excluem nem provam a presença de meningite aguda; o diagnóstico precoce depende de uma observação clínica cuidadosa. A punção lombar é a ferramenta de diagnóstico mais importante.

A TC é frequentemente o primeiro exame, para excluir contra-indicações para a punção lombar.

Atualmente, a RM é o método de imagem mais sensível devido ao aspeto e melhor alinhamento que faz das alterações inflamatórias meníngeas, bem como das complicações. A RM é superior à TC na avaliação de pacientes com suspeita de meningite, aumentando o espaço subaracnóideo com expansão das fissuras inter-hemisféricas, que tem se mostrado um dos achados mais precoces de meningite grave.

Efusões, hidrocefalia, cerebroses e abcessos podem também ser avaliados com a TC e a ecografia das crianças; no entanto, a RM é o método mais eficaz para localizar o nível da patologia.

A radiografia do tórax pode servir para observar sinais de pneumonia ou derrame pleural, sobretudo nas crianças.

Por vezes, é difícil diferenciar os abcessos cerebrais das neoplasias ou das alterações inflamatórias dos abcessos infecciosos. Para ajudar a diferenciar, nestes doentes pode ser utilizado um agente para marcar leucócitos nucleares ou anticorpos.

A doença manifesta-se em doentes com doença renal em fase moderada ou avançada, que foram submetidos a RMN com contraste.

O EEG é um procedimento de diagnóstico valioso para identificar a encefalite, especialmente quando não se conseguiu determinar a causa e não se estabeleceu um diagnóstico definitivo. 4.10 Tratamento

O desenvolvimento de edema cerebral em neuroinfecções de meningite bacteriana é particularmente grave. Os danos no tecido cerebral começam nas primeiras horas e terminam com um aumento da pressão no licor cerebrospinal para 450 mm H_2O [2, 36].

O tratamento desta emergência começa com a avaliação dos parâmetros vitais, estado de consciência, tipo de respiração, monitorização hemodinâmica, pulso, pressão arterial e débito urinário. Depois de assegurar uma veia periférica, começar a administrar sol. manitol 20% na dose de 0,25 - 0,5 g/kg por via intra-venosa durante mais de 20-30 min. Também na monitorização da redução da pressão intracraniana aumentada como resultado da terapia de edema com dexametasona 0,15 mg / kg de peso corporal será administrado a cada 6 horas.

Nos doentes com estupor incapaz, em que se instalou uma insuficiência respiratória e aumento da pressão intracraniana, é necessário o uso de oxigenoterapia. Deve ter-se em consideração a ventilação mecânica para manter uma $PaCO_2$ arterial nos limites de 25-32 mmHg. Inicialmente a utilização de sondas nasais de oxigénio 3-41 / min ou máscaras faciais são benéficas no tratamento destes doentes. Em caso de indicação para intubação deve ser efectuada uma boa sedação para evitar o assédio traqueal em termos de aumento da pressão intracraniana.

As alterações da tensão arterial, como a hipotensão ou a hipertensão, podem ser tratadas com líquidos e anti-hipertensores e para manter uma circulação cerebral normal [7,17]. O tratamento numa sala de cuidados intensivos requer uma perseguição dinâmica e uma equipa de enfermagem atenta aos parâmetros vitais e uma atenção especial à integridade das vias respiratórias, para evitar qualquer possível aspiração das convulsões que podem provocar nestes doentes.

Em caso de convulsão, a terapêutica de emergência é o diazepam diluído 5-10 mg, por via intravenosa. O tratamento anticonvulsivo com dilantina ou difedan é importante na prevenção destas situações. A sedação deve ser evitada por razões de insuficiência respiratória e possibilidade de aspiração.

Controlo hemodinâmico: Em doentes com alterações da consciência é muito difícil. As lesões cerebrais cursam com vasoespasmos, alterações na pressão de perfusão e alterações da autorregulação. Estas alterações, assim como a redução do VFC que tende a ocorrer, levam a edema e áreas isquémicas. Se a pressão sistémica diminuir então vai acontecer uma diminuição da perfusão cerebral. Isso faz com que o edema ou a isquemia se desenvolvam e em áreas que estão quase na fronteira com eles [20, 30].

Nos doentes hipotensos precoces com valores de TA <90 mmHg, a mortalidade é quase 2 vezes superior à dos doentes com pressão normal. Alguns autores partilham a opinião de que os valores de TA devem ser mantidos nos limites de 80 ou acima. Protocolos mostram que melhorias foram evidentes quando isso foi feito. No entanto, para manter esses valores dentro dos limites, muitas vezes são necessários volumes aumentados de preparações inotrópicas. O objetivo da sua utilização é manter a PAM > 90 e a PPC > 70. Quando estes parâmetros se encontram abaixo destes valores, devem ser utilizados vasopressores (por exemplo, dopamina, epinefrina). A manutenção de margens de pressão arterial suficientes continua a ser um aspeto importante para a prevenção do potencial isquémico que pode provocar nestes doentes [5, 16].

Euglicemia: a hiperglicemia nestes doentes tem sido associada à deterioração da evolução da doença. Após o edema cerebral, podem ser libertados glutamatos. Ao aumentar o seu metabolismo, aumenta a utilização de glicose, uma vez que o oxigénio e a glicose insuficiente entram em jogo no metabolismo anaeróbico [5, 20]. O ácido lático, os iões de hidrogénio e os bioprodutos da acidose anaeróbica metabólica provocam um desenvolvimento cerebral que é responsável pelo edema citotóxico. A vasodilatação e a vasoparalisia causam acidose, aumentando o FSC e a PIC. Os níveis de glicose no sangue devem ser mantidos em valores de 80-120mg/dl, titulando a insulina para manter a glicose nestes valores. A alimentação pelo intestino médio ou parentérica deve ser acompanhada da administração de insulina em quantidades suficientes para manter um nível normal de glicose no sangue. Os medicamentos e as infusões de fluidos não devem ser misturados com glucose a 5% [30, 37]. Hiperventilação e normocapnia: A hiperventilação tem sido um tratamento padrão em doentes com lesões cerebrais, incluindo edema em neuroinfecções. É uma forma rápida e eficaz de reduzir a PIC. Com base nas mudanças de pH na vasculatura cerebral, a redução do pH causa vasodilatação, enquanto o aumento do pH ou alcalose causa vasoconstrição [15, 16, 29]. Alguns centros médicos têm se desviado do uso padrão da hiperventilação profilática para o controle da PIC. A hiperventilação reduz o ponto do FSC que causa isquemia. Outro efeito da hiperventilação é a redução da quantidade de oxigénio disponível para os tecidos. O importante é manter uma PAM suficiente para contribuir com os limites da taxa de CPP. Também pode ocorrer e lesão do centro respiratório, que provoca alterações na profundidade, na frequência respiratória e na modelação da respiração, proporcionando uma ventilação alveolar infecciosa. Alterações do estado mental levam à aspiração do conteúdo gástrico, minimizando o reflexo da tosse, redução da toalete pulmonar, resultando em descompasso ventilação-perfusão.

Osmoterapia: O tratamento do aumento da PIC é efectuado com fluidos hiperosmolares, o que aumenta o gradiente osmótico intravascular, retirando fluidos dos tecidos e dos componentes sanguíneos. O manitol é o mais comum. Este reduz a PIC nos minutos seguintes à sua administração. Além disso, o uso de manitol provoca a dilatação do plasma, o que leva à diminuição do hematócrito e da viscosidade do sangue [8, 38]. Desta forma, a membrana dos glóbulos vermelhos torna-se mais elástica, o que permite que se movam facilmente em pequenos vasos, aumentando o transporte e a administração de oxigénio.

O manitol tem também um efeito diurético. Estes efeitos são alcançados quando o manitol é administrado em dose de bolus e 0,25-1,0 g / kg a cada 4 horas. Nestes casos, a possibilidade de acumulação e deterioração da PIC é grande devido à deterioração do edema vasogénico. Outros efeitos nocivos são a insuficiência cardíaca congestiva, o edema pulmonar, a desidratação hiperosmolar, o desequilíbrio dos electrólitos (hiponatremia, hipocalemia) e a IRA quando a osmolaridade é inferior a 320.

Glucocorticóides: têm a capacidade de prevenir ou inibir a inflamação independentemente do fator causal, mecânico, químico, infecioso ou imunitário. Inibem não só a fase inicial da inflamação (edema, depósitos fibrinosos, expansão de capilares, migração de leucócitos para focos inflamatórios), mas também a sua fase tardia (proliferação de capilares e fibroblastos, deposição de colagénio, cicatrização). O mecanismo destas acções acaba por não ser claro. A dexametasona foi eleita para o tratamento da redução da resposta inflamatória quando administrada por via i.v. 15 mg / kg de 6 em 6 horas durante quatro dias ou 0,4 mg / kg de 12 em 12 horas durante dois dias [7, 21, 76].

Os corticosteróides não têm qualquer efeito na mortalidade, mas reduzem a incidência de sequelas neurológicas (para além da perda auditiva neurossensorial). A hemorragia no trato digestivo é uma complicação importante do tratamento com estas preparações e merece atenção. O dado encorajador baseado em estudos desde 1992 é o uso de dexametasona durante a meningite bacteriana em crianças com mais de 2 meses [15, 21].

Tratamento com dexametasona

A- Técnicas

1. Utilizar 15 minutos antes do antibiótico

B- Vantagens

1. Redução da inflamação no espaço subaracnoidal

2. Contribui para reduzir o edema, a vasculite.

C- Riscos

1. Pode reduzir a eficácia da vancomicina no SNC

2. A combinação com rimfapicina reduz a eficácia.

D- Dosagem e eficácia:

a) Nas crianças:

1. Doses

a-dexametasona 0,4 mg / kg por 12h / i.v durante dois dias b-dexametasona 0,15 mg / kg por 6h / i.v durante quatro dias.

2. Eficiência

a-Contribui para evitar uma diminuição da audição

b-Pode ser utilizado como primeira dose, antes do antibiótico

b) Em adultos:

1. Doses

a-dexametasona 10 mg de 6 em 6 horas durante quatro dias b-Utilizar 15 minutos antes do antibiótico

2. Eficiência

a-Melhoria significativa dos sintomas neurológicos b-Redução da sequela neurológica c-Aumenta a hipótese de sobrevivência.

Manter a normotermia: O cérebro é muito sensível às alterações da temperatura corporal. Um aumento da temperatura provoca um aumento do metabolismo cerebral e um aumento do fluxo sanguíneo cerebral e da PIC. Estima-se que um aumento de 1 grau acima da temperatura normal aumenta o metabolismo cerebral e o consumo de oxigénio em 7%, um aumento da temperatura provoca o deslocamento da curva da hemoglobina para a direita, reduz a quantidade de oxigénio que transporta as moléculas de hemoglobina e diminui o oxigénio disponível para o cérebro [5, 21, 8]. Estudos recentes mostram que a indometacina é benéfica no tratamento da febre em pacientes com PIC aumentada [36, 15]. O mecanismo de ação da indometacina é a vasoconstrição e interrompe a síntese de prostoglandinas. A febre deve ser tratada de forma agressiva nesses pacientes. A utilização de antipiréticos, esponja de banho e cobertores húmidos seriam as principais medidas para reduzir a febre. A roupa de cama fresca deve ser retirada quando a temperatura atinge os 38 graus.

A terapia empírica da meningite bacteriana no recém-nascido contém uma combinação de ampicilina (50 mg / kg a cada 6 a 8 horas) e cefotaxima (50 mg / kg a cada 8 a 12 horas) ou um aminoglicosídeo como a gentamicina (2,5 mg / kg a cada 8 a 12 horas) ou amicacina (10 mg / kg a cada 8 a 12 horas) [39]. A terapia empírica para bebés de 4 a 12 semanas requer agentes antimicrobianos que sejam activos contra agentes patogénicos como os dos recém-nascidos, bem como contra os que causam infecções em crianças e adultos. O regime adequado para este grupo etário é ampicilina e cefotaxima ou ceftriaxona (100 mg /

kg / dia divididos em doses intravenosas de 12 em 12 horas). As cefalosporinas de terceira geração, cefotaxima (225 mg / kg / dia administrada por via intravenosa em doses divididas de 6 em 6 horas) ou ceftriaxona (100 mg / kg / dia administrada por via intravenosa em doses divididas de 12 em 12 horas), incluindo vancomicina (40 mg / kg / dia em doses intravenosas divididas de 6 em 6 horas), são recomendadas com a terapêutica com ampicilina em crianças e adultos. A terapêutica empírica da meningite bacteriana em adultos deve incluir uma combinação de ceftriaxon (2 g por via intravenosa duas vezes por dia) ou cefotaxima (8 a 12 g/dia em doses divididas por via intravenosa de 4 em 4 horas) ou cefepima (2 g por via intravenosa duas vezes por dia) associada a vancomicina (500 - 750 mg por via intravenosa de 6 em 6 horas). Em idosos e adultos com imunidade comprometida, nos quais a L. monocytogenes pode ser um agente etiológico, a ampicilina (12g / dia em doses divididas a cada 4 horas) deve ser adicionada a este regime. Em doentes que tenham sido submetidos recentemente a um procedimento neurocirúrgico ou que estejam imunocomprometidos, a Pseudomonas aeruginosa pode ser o agente etiológico e o meropenem (6 g / dia em doses divididas de 8 em 8 horas) deve ser substituído por cefotaxima ou ceftriaxon. Uma vez identificado o organismo causador, a terapêutica antimicrobiana pode ser alterada de acordo com as recomendações para este organismo específico. As recomendações para a terapêutica antimicrobiana com base no organismo infecioso estão enumeradas no Quadro 4.2.

A Academia Americana de Pediatria recomenda a revisão da meningite bacteriana com dexametasona para bebés e crianças com idade igual ou superior a 2 meses. A dose recomendada é de 0,6 mg / kg / dia em quatro doses divididas (0,15 mg / kg / dose) administradas por via intravenosa durante 4 dias de terapia antimicrobiana [40]. A primeira dose de dexametasona deve ser administrada alguns minutos antes da primeira dose de antimicrobiano. Os resultados de um estudo prospetivo, multicêntrico, aleatório e em dupla ocultação mostraram que a terapêutica adicional com dexametasona para a meningite bacteriana em 301 adultos de cinco países europeus melhorou os resultados em adultos com meningite bacteriana aguda e reduziu a mortalidade [41]. A dexametasona é administrada numa dose de 10 mg, 15-20 minutos antes da primeira dose de antibiótico e administrada de 6 em 6 horas durante 4 dias. A dexametasona é benéfica na prevenção de complicações neurológicas da meningite bacteriana, reduzindo a inflamação meníngea. Inibe a síntese das citocinas inflamatórias IL-1 e TNF, que são produzidas pelas células microgliais dos astrócitos cerebrais em resposta aos componentes da parede celular bacteriana no espaço subaracnoidal. Como já foi referido, as citocinas inflamatórias aumentam a permeabilidade das barreiras hemato-encefálicas e inibem o recrutamento de leucócitos polimorfonucleares do sangue para o LCR. O resultado é a produção de uma exsudação purulenta no espaço subaracnoidal. A dexametasona parece ser suficientemente segura. As cefalosporinas de terceira e quarta geração passam muito bem no LCR, mesmo na presença de dexametasona. No entanto, a penetração da vancomicina pode ser afetada negativamente pelo tratamento com dexametasona, porque a inflamação meníngea melhora a penetração da vancomicina no LCR. O significado clínico deste facto não é claro. Deve ser considerada a utilização de doses elevadas de vancomicina (60 mg / kg / dia em doses divididas de 6 em 6 horas) ou de vancomicina intratecal em casos de MB pneumocócica altamente resistente à penicilina e à cefalosporina concomitantes quando utilizadas na terapia antimicrobiana. Recomenda-se a utilização de um antagonista da histamina-2 com dexametasona para evitar hemorragias gastrointestinais. A maioria das crianças apresenta hiponatremia, com concentração de sódio sérico inferior a 135 mEq/L no momento da admissão, devido à síndrome de secreção da hormona antidiurética (SIADH). Esta prática, no entanto, tem recebido a devida atenção devido ao conhecimento de que a autorregulação da circulação sanguínea no cérebro é prejudicada durante a meningite bacteriana. Uma diminuição da pressão arterial sistémica está, portanto, associada a uma diminuição do fluxo sanguíneo cerebral. Na meningite pneumocócica experimental, os coelhos tiveram uma maior diminuição da PAM e do fluxo sanguíneo cerebral do que os coelhos euvolémicos [42]. As recomendações actuais limitam-se à taxa inicial de administração intravenosa de fluidos para cerca de três quartos das necessidades normais (ou 1000 a 1200 mL / m^2 / 24h). A terapia com fluidos intravenosos deve ser uma solução de electrolitos contendo entre um quarto e metade de solução salina e potássio a 20-40 mEq/L em dextrose a 5%. Uma vez cultivado o sódio serico acima de 135 mEq/L, o volume de fluido administrado pode ser aumentado gradualmente. O desenvolvimento de crises deve ser banido definitivamente convulsões epilépticas para pacientes com meningite bacteriana. As crises epilépticas ocorrem em cerca de 30% a 40% das crianças com meningite bacteriana aguda e em mais de 30% dos adultos com meningite por pneumoniae, geralmente nos primeiros dias da doença. Há um risco aumentado de epilepsia ao longo da meningite bacteriana, especialmente naqueles indivíduos que tiveram ataques epilépticos nos primeiros dias da infeção [43]. O aumento da PIC é uma complicação da meningite bacteriana e deve ser prevenido aquando da punção lombar. A PIC deve ser medida com um dispositivo de monitorização da PIC. O tratamento da PIC na meningite bacteriana inclui um ou mais dos seguintes métodos: (1) elevar a cabeceira da cama em 30 graus; (2) hiperventilação para manter a $PaCO_2$ entre 32 e 35 mmHg; (3) 1.0g *I* kg de manitol em bolus por via intravenosa, 0,25 a 0,5 g / kg por via intravenosa a cada 3-5 horas para atingir uma osmolaridade sérica de 295-320 mOsm / L; (4) dexametasona 0,15 mg / kg a cada 6 horas; (5) fentobarbital na dose de 5 a 10 mg / kg administrado por via intravenosa a uma taxa de 1 mg / kg / min e uma dose de 1 a 3 mg de retenção / kg / hora. O derrame subdural desenvolve-se normalmente em crianças no decurso de uma meningite bacteriana, quando a infeção do espaço subaracnoide leva a um aumento da permeabilidade dos capilares e das veias na parede da fina camada interna da dura-máter. O resultado é a fuga de líquido rico em albumina para o espaço subdural. Trata-se normalmente de um processo auto-limitado e, com o processo inflamatório em curso, a formação de líquido cessa e os líquidos são reabsorvidos no espaço subdural. As indicações para a aspiração do fluido subdural incluem a suspeita de fluido infetado (temperatura elevada), aumento do perímetro cefálico da criança sem hidrocefalia, achados neurológicos focais ou sinais clínicos de crescimento da PCI [44].

Tab. 4.2 Terapêutica antimicrobiana de acordo com o agente causador

MICRIORGANISM	ADULTS
Group B streptococcus	
Neisseria meningitidis	**Penicilin G 20-24 million U/day (q 4 hrs) plus (in the end of therapy) oral rifampin 600mg q 12hrs for 2 days**
Streptococcus pneumoniae	**Cefepim 4g/ day (2 q 12hrs) or cefotaxime 8-12g/ day q 4 hrs) or ceftriaxone 4g/day (2 q 12hr) *plus* vancomycin 2g/ day (interval 6- or 12-hrs)**
Enteric gram-negative bacteria (except *Pseudomonas aeruginosa*)	**Cefotaxime or ceftriaxone or cefepime (as above)**
Pseudomonas aeruginosa	**Meropenem 6g/ day (divided q 8hrs)**
Listeria monocytogenes	**Ampicillin 12g/ day (devided q 4hr) ± gentamicin 6mg/kg/day devided q 8hrs in very severe pathologies**
***Haemophilus influenzae* type b**	**Cefotaxime or ceftriaxone or cefepime**
Staphylococcus aureus	
Sensitive to Methicillin	**Oxacillin 12g/ day (devided q 4hrs)**
Meticillin resistent	**Vancomycin 2 or 3g/d (devided q 6hrs)**

4.11 Prognóstico

O prognóstico da encefalite é muito variável. Em alguns casos o curso clínico é relativamente curto, benigno e os pacientes permanecem sem sequelas. Noutros casos, deparamo-nos com a forma grave, com danos permanentes e a doença é potencialmente letal. A fase aguda da doença pode durar 1-2 semanas; a temperatura e os sinais neurológicos têm um início gradual ou imediato. Os sintomas neurológicos podem durar vários meses até que os doentes recuperem totalmente. Se o diagnóstico for estabelecido precocemente e o tratamento for efectuado a tempo, a maioria dos doentes recupera completamente da meningite. No entanto, em alguns casos, a doença é tão grave e fulminante que leva à morte nas primeiras 48 horas, apesar do tratamento precoce.

4.12 Prevenção

A vacina contra o Haemophilus (vacina HiB) em crianças será muito útil na prevenção deste tipo específico de meningite. A vacina cognugada do pneumococo, que é atualmente uma rotina no processo de imunização, revela-se muito eficaz na prevenção da meningite pneumocócica.

Os membros da família e os contactos próximos de doentes com meningite meningocócica também devem tomar antibióticos como profilaxia de uma potencial infeção.

A vacinação contra o meningococo é recomendada para:

• Adolescentes de 11-12 anos, até aos 14 anos (se ainda não tiverem sido vacinados)

• Estudantes universitários que não estão vacinados e vivem em dormitórios.

• Crianças com mais de 2 anos de idade, que tenham sido submetidas a uma esplenectomia ou que apresentem outras alterações do sistema imunitário.

• Pessoas que viajam em regiões endémicas de infecções por meningococo

• Algumas comunidades são vacinadas contra o meningococo após surtos de meningite [45].

CAPÍTULO 5. RESULTADOS

5.1 Incidência de edema cerebral e distribuição do diagnóstico em Neuroinfecções.

Na tabela abaixo, os grupos e diagnósticos responsáveis pelo edema cerebral em Neuroinfecções. Na nossa análise, considerámos o diagnóstico em todos os casos, apesar de não ser apresentado em todas as tabelas.

Tabela 5.1 Grupos e diagnóstico responsável pelo edema cerebral em neuroinfecções.

	Diagnosis	Nr_of nomenclature
	Inflamatory disease of CNS	**320 - 326**
1	Bacterial meningitis	320
2	Meningitis from other organisms	321
3	Mening.of unknown origin.	322
4	Encef.mieliti and encefalom.	323
5	Intracranial abcesses	324

Tab. 4.2 1 Grupos e diagnóstico responsável pelo edema cerebral em Neuroinfecções. A população de Tirana em 2005 era de 597.040 habitantes (19,09% da população total da Albânia). A população total da Albânia era de 3.142.000 habitantes. O nosso estudo limita-se aos adultos, excluindo desta forma as patologias em crianças. Mesmo na literatura, a incidência para estes dois grupos etários específicos é calculada de formas diferentes devido às caraterísticas etárias, às manifestações clínicas e ao tratamento [46]. Apesar de a população de Tirana em 2005 ser de 597 040 habitantes, o nosso estudo baseia-se apenas no grupo de adultos, com residência permanente em Tirana ou nos seus subúrbios. Esta parte da população representa 441 809 habitantes. O grupo etário que define o termo "adulto" é aquele que tem mais de 15 anos, de acordo com as tabelas padrão do INSTAT e do Ministério da Saúde.

Optámos por esta separação tendo em conta a codificação da CID - 9 CM, e a correspondência desta classificação na literatura.

Quadro 5.2 Divisão da estrutura da população por grupo etário e no total para a Albânia, Tirana, 2005 [47].

2005	Total	> 15 yrs	0 - 15 yrs
Albania	3142000	2323000	819000
Tirana	597039	441809	155230

A tabela seguinte apresenta os dados recolhidos em 2005 no Hospital Clínico Infecioso do Centro Hospitalar Universitário, incluindo o Serviço de Terapia Intensiva, para o grupo de doenças e para cada uma delas em particular. Os valores de incidência foram derivados por sexo e por clínicas que serão discutidos noutro ponto.

Tabela 5.3 Distribuição de frekuncave e incidência para diagnósticos de grupo e individuais considerados responsáveis pelo edema cerebral nas infecções do SNC

Group	Diagnosis	Nr of Nomenclature	Gender	Tirana	2005 Total	Incidence
Group 1	Inflammatory pathologies of CNS	320 - 326	M	17	38	
			F	9	20	
			Total	26	58	5.9
	Bacterial Mening.	320	M	10	27	
			F	6	15	
			Total	16	42	3.6
	Other microorganisms	321	M	1	1	
			F	0	0	
			Total	1	1	0.2
	Encef, myelitis & encefalomyelitis.	323	M	4	9	
			F	3	4	
			Total	7	13	1.6
	Intracranial Abceses	324	M	2	1	
			F	0	1	
			Total	2	2	0.5

A incidência é estimada em 100.000 apenas para Tirana e subúrbios, uma vez que conhecemos a população de Tirana. Os dados dos cálculos são de 2005 [48].

Observando a distribuição das frequências, nota-se que o maior número de doentes com doenças inflamatórias do SNC é constituído por doentes com meningite bacteriana, do total de 58 doentes, 42 (72,5 %) deles foram diagnosticados com meningite bacteriana. O gráfico seguinte ilustra melhor este fenómeno.

Neuroinfecções

Figura 5.1

Distribuição do edema de acordo com o diagnóstico

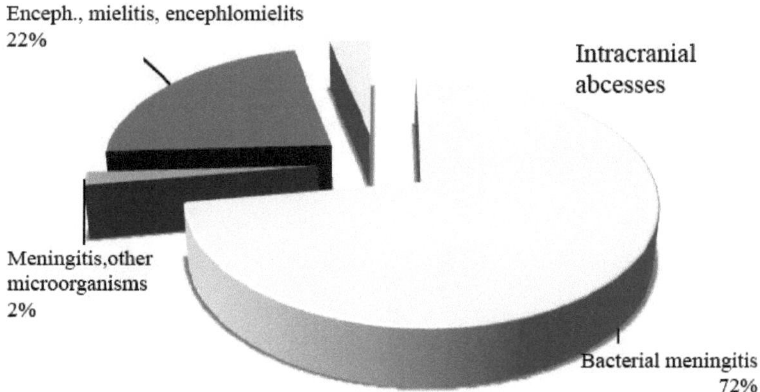

A incidência calculada para todo o grupo de doenças responsáveis pelo edema cerebral em neuroinfecções da população de Tirana, em 2005, é de 5,9 pessoas afectadas por 100.000 pessoas.

5.2 Distribuição geográfica dos casos

A distribuição geográfica dos casos arquivados no TUHC com edema cerebral originado por neurionfecções é a seguinte. Tem-se inerentemente em conta que a distribuição de Tirana é o indicador real do número de casos, enquanto os outros distritos são apenas o número de casos que chegaram ao Centro Hospitalar Universitário, mas deixando de fora os doentes que foram tratados nos seus distritos e que supostamente são casos ligeiros. O mapa gráfico que se apresenta divide-se em três categorias: > 10 casos; 4-10 casos e < 4 casos. Este mapa-gráfico é uma combinação do número de casos e da gravidade dos diagnósticos finais discutidos.

Quadro 5.4 **Número de casos de acordo com a distribuição geográfica**

City	Number	%
Tirana	20	29.4
Fier	8	11.8
Korça	6	8.8
Mat	5	7.4
Shkodër	4	5.9
Dibër	3	4.4
Durrës	2	2.9
Kavajë	2	2.9
Kolonja	2	2.9
Kruja	3	4.4
Lezha	2	2.9
Lushnja	2	2.9
Kukës	1	1.5
Kurbin	1	1.5
Elbasan	1	1.5
Pogradec	1	1.5
Shijak	1	1.5
Skrapar	1	1.5
Tepelenë	1	1.5
Vlorë	1	1.5
Berat	1	1.5
Total	68	

O gráfico seguinte apresenta a dispersão dos doentes por distrito. As áreas não manchadas no mapa indicam a ausência de doentes nessas áreas.

Figura 5.2. Diagrama cartográfico da distribuição dos doentes por distritos

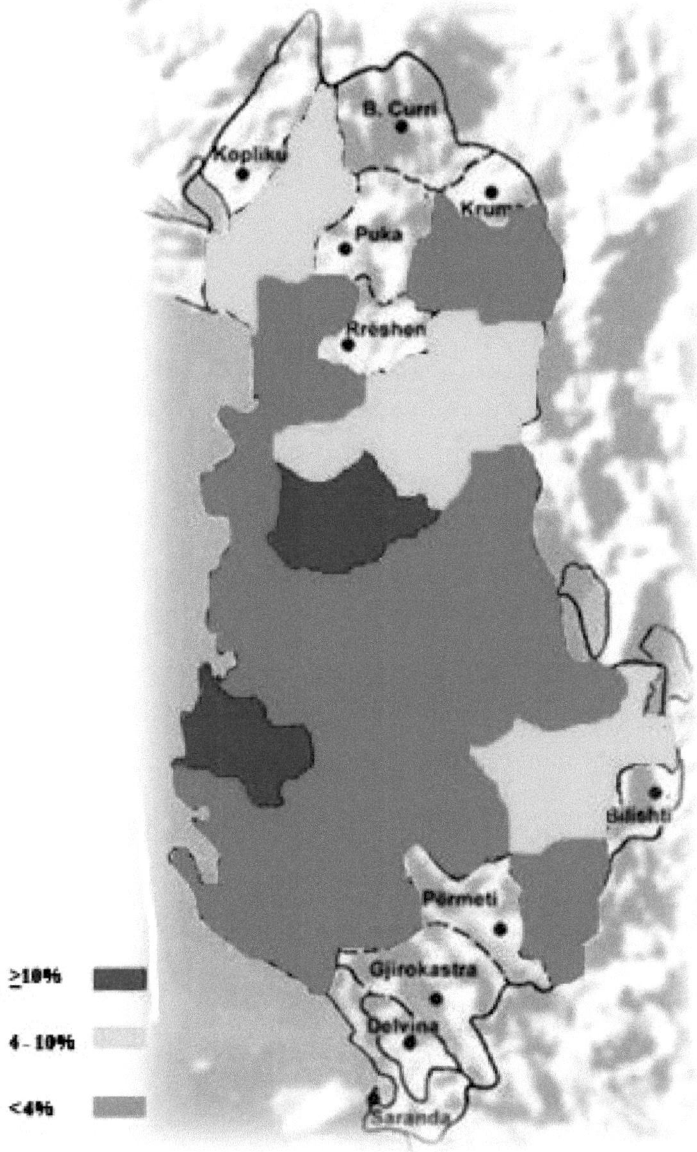

5.3 Caraterísticas dos doentes segundo o local de residência

As informações recolhidas para estes dois parâmetros são retiradas de duas bases de dados diferentes, uma das quais é derivada dos doentes internados na Clínica de Doenças Infecciosas e a outra é do Serviço de Estatística do Centro Hospitalar Universitário (as medições foram efectuadas durante um período de

5 anos e tinham credibilidade).

Quadro 5.5

Caraterísticas do grupo de pacientes estudados: sexo, idade, residência

ASSUNTO	**PERCENTAGEM** (%) (± ERRO PADRÃO)
Género (F / M)	23.1 / 76.9
Idade média	41.87 (± 2.77)
Residência (urbana/rural)	43.6 / 56.4
Estado clínico na admissão (agudo / subagudo)	71.8 / 28.2

O relatório de internamento dos doentes de acordo com a classificação urbano/não urbano é de - 43,6 / 56,4, o que respeita o rácio real de distribuição dos residentes por estas áreas, não apresentando alterações significativas.

Figure 5.3 Presentation of patients under the referral system

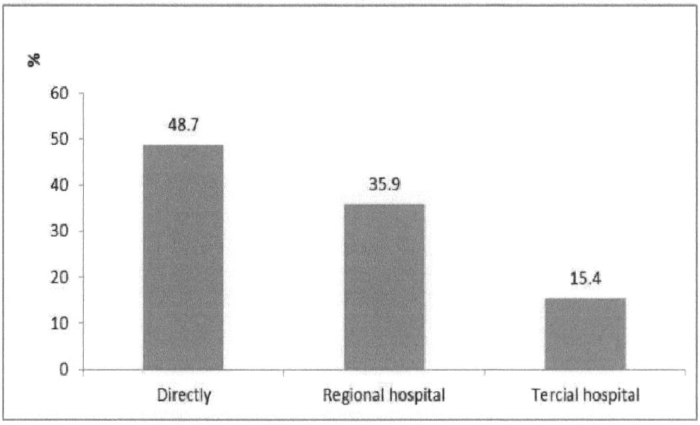

A maioria dos doentes veio diretamente para o hospital após o aparecimento dos primeiros sintomas em casa.

5.4 Caraterísticas dos doentes em função da idade

As informações recolhidas para estes dois parâmetros são retiradas de duas bases de dados diferentes, o Serviço de Estatística e o Hospital de Doenças Infecciosas, durante um período de 5 anos e têm credibilidade.

Tabela 5.6 Caraterísticas do grupo de pacientes estudados: sexo, idade e residência.

SUBJECT	QUANTITY (%) (± STANDART ERROR)
Gender (F / M)	23.1 / 76.9
Average age (urban / rural)	41.87 (± 2.77)
State in admission (acute/ subacute)	43.6 / 56.4
	71.8 / 28.2

A taxa de doentes em internamento segundo a classificação urbano/não urbano é de - 43,6 / 56,4, o que respeita o rácio de distribuição real por estas áreas, não tendo apresentado alterações significativas.

Figura 5.4 Idade média dos indivíduos por residência

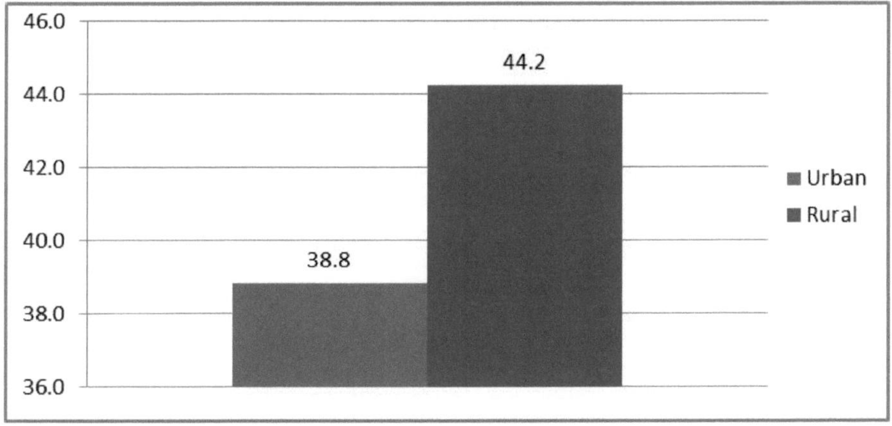

Note-se que a idade média dos indivíduos com povoamento urbano é inferior à dos rurais. Não foi observada qualquer diferença estatística significativa (teste t, $p > 0,1$).

Tabela 5.7 Distribuição por idade dos adultos, Centro Hospitalar Universitário, 2005-2009

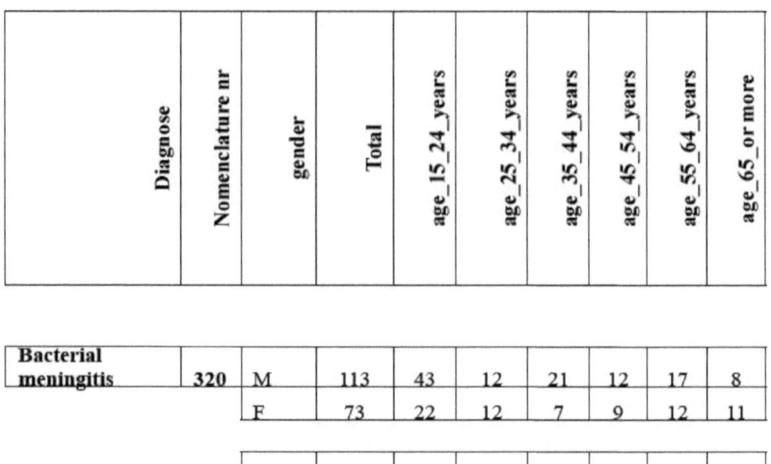

Diagnose	Nomenclature nr	gender	Total	age_15_24_years	age_25_34_years	age_35_44_years	age_45_54_years	age_55_64_years	age_65_or more
Bacterial meningitis	**320**	M	113	43	12	21	12	17	8
		F	73	22	12	7	9	12	11
		Total	**186**	**59**	**24**	**28**	**21**	**29**	**19**

Uma vez que a BM foi diagnosticada com maior peso no nosso estudo, os dados obtidos para 5 anos, de 2005 a 2009, mostram a apresentação gráfica de que o fenómeno do tropeço ocorre com maior frequência no grupo etário dos 15-24 anos e sem grande flutuação nos restantes grupos etários.

Figura 5.5

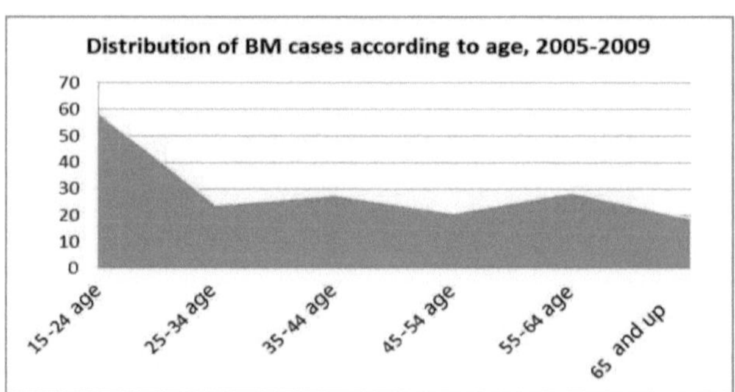

De acordo com o gráfico, o envolvimento deste grupo etário é mais do dobro da incidência dos outros grupos etários. Acreditamos que duas causas principais para este acontecimento são a vulnerabilidade deste grupo etário que está em desenvolvimento e também o maior número de traumas em comparação com todos os outros grupos etários.

5.5 Distribuição por género

A distribuição por sexo dos doentes com doenças inflamatórias do SNC, responsáveis pelo edema cerebral no SNC Infecções

Uma vez que todos os doentes do distrito de Tirana para este grupo de diagnósticos são admitidos no Hospital de Doenças Infecciosas, TUHC, a comparação entre os sexos permitirá tirar conclusões de acordo com a diferença no número de admissões por sexo.

Tabela 5.8 Mapa de diagnósticos responsáveis, associados ao género, por edema cerebral em neuroinfecções, BM, Centro Hospitalar Universitário - 2005

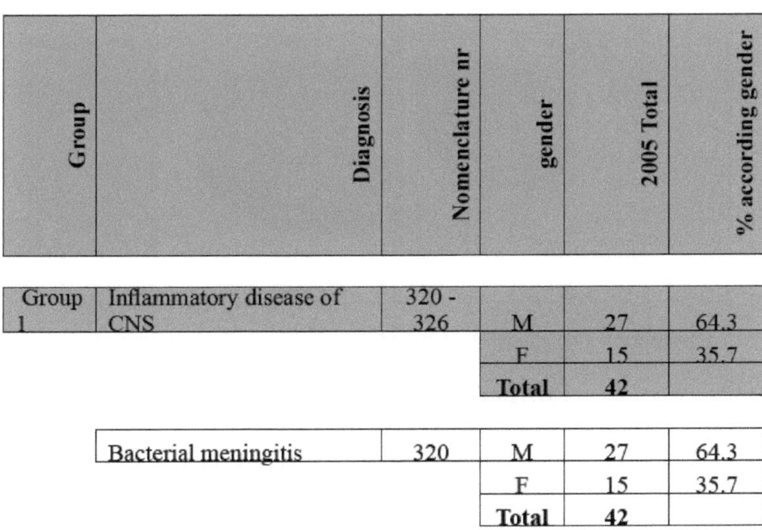

Group	Diagnosis	Nomenclature nr	gender	2005 Total	% according gender
Group 1	Inflammatory disease of CNS	320 - 326	M	27	64.3
			F	15	35.7
			Total	42	
	Bacterial meningitis	320	M	27	64.3
			F	15	35.7
			Total	42	

A razão pela qual estas duas categorias foram discutidas: (diagnóstico responsável pelas neuroinfecções no total e a BM), foi que na literatura não existem dados para a primeira referência, enquanto a BM tem dados precisos de acordo com a proporção de género [49].

Tabela. 5.9 Número de internamentos em UHCT segundo o género em 2005

2005 Total	% according gender	% according gender
M	27673	58
F	20232	42
Total	47905	

Figura 5.6 Nº de admissões (em %), UHCT de acordo com o género em 2005

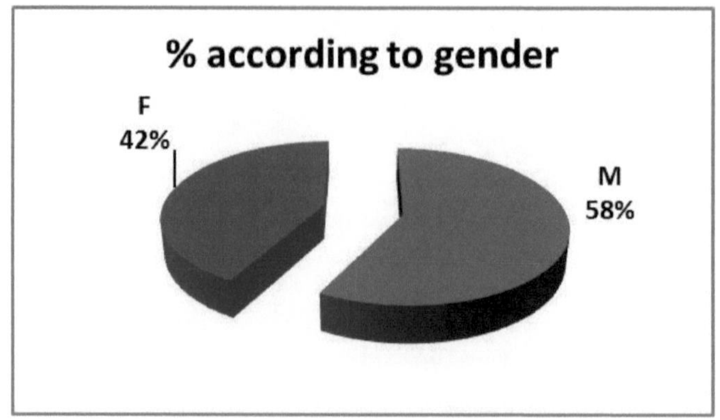

Figura 5.7 Distribuição dos pacientes BM de acordo com o género

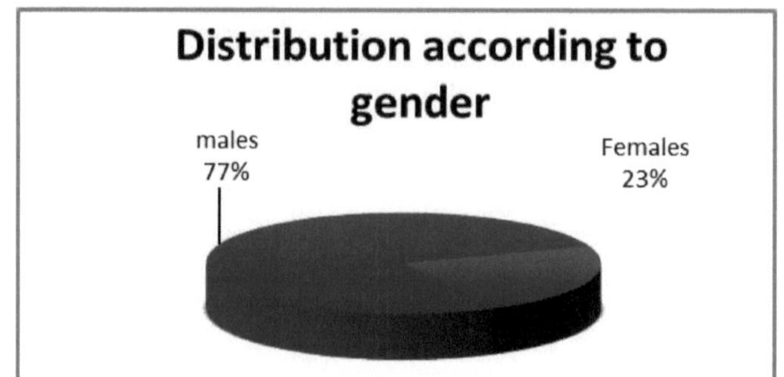

Figura 5.7 Observa-se que cerca de 77% dos indivíduos do estudo eram do sexo masculino, o que reflecte um maior risco de sofrer as patologias incluídas no estudo

5.6 Ocupação

Figura 5.8 Distribuição dos doentes de acordo com a atividade profissional

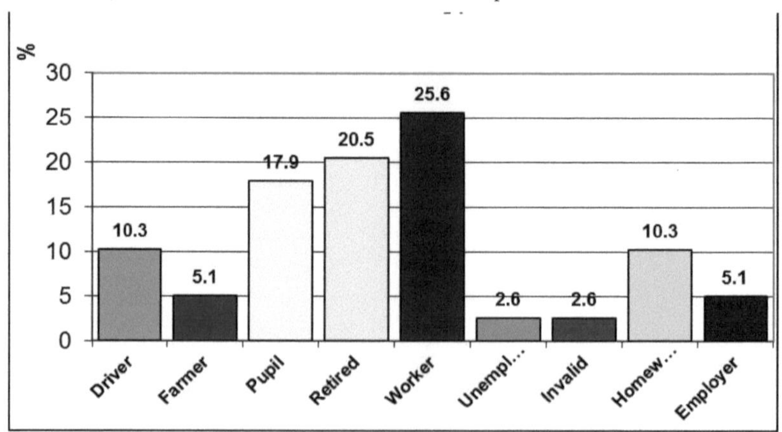

A figura 5.8 mostra que as idades activas, as profissões com esforço físico ou de maior risco representam a maioria dos doentes (79,4 %).

5.7 Medição do peso dos dias de internamento para os diagnósticos considerados responsáveis.

Tabela 5.10 dias de internamento médio por grupo de diagnóstico considerado responsável pelo edema cerebral e Centro Hospitalar Universitário no período 2005-2009.

Grupo	Diagnóstico	Nomenclatura nr	2005	2006	2007	2008	2009
Grupo 1	Doença inflamatória do SNC	320 - 326	11.27	14.46	10.81	12.19	13.92
	UHCT		7.94	7.44	6.71	6.7	6.6

As estimativas para 2009 são relativas aos primeiros 10 meses, porque este foi o limite dos dados do Serviço de Estatística do Centro Hospitalar Universitário. No entanto, falando em termos médios e não em termos absolutos, o número de admissões nesta informação pode ser considerado para a execução dos cálculos.

Quadro 5.11

Correlation		Inflammatory disease of CNS	UHCT
Inflammatory disease of CNS	Pearson Correlation	1	-.077
	Sig. (2-tailed)		.902
	N	5	5
UHCT	Pearson Correlation	-.077	1
	Sig. (2-tailed)	.902	
	N	5	5

A tabela processada no SPSS mostra um coeficiente de correlação de -0,77, o que é indicativo de uma correlação negativa muito forte, mas com uma significância de 0,902.

5.8 O trauma como fator de risco de reincidência

Voltando a uma pequena amostra de pacientes com edema cerebral do BM para os anos 2008-2009 (16 pacientes), encontramos apenas um caso de meningite pós-traumática. O espaço ocupado por estes traumatizados é de 6,25 %, mostrando assim uma redução significativa, mas não suficiente em comparação com os países tomados como padrão para este problema.

Quadro 5.12

Correlation		OECD	ALBANIA
OECD	Pearson Correlation Sig. (2-tailed) N	1 2	0.84** . 2
ALBANIA	Pearson Correlation Sig. (2-tailed) N	0.84** . 2	1 2

** A correlação é significativa em 0,01 (bicaudal).

5.9 Os dados clínicos da fase inicial da doença

Os sinais clínicos tidos em conta para a mudança de diagnóstico foram a dor de cabeça, os vómitos, a temperatura e a rigidez da nuca. No quadro abaixo é apresentado um resumo dos resultados destes sinais, enquanto a rigidez nucal é abordada numa secção separada.

Tabela 5.13 Sinais clínicos

OBJECTIVE SIGNS	PERCENTAGE (%) (± standard error)
Temperature (°C)	38.6 (± 0.095)
Vomits	84.6
Cephalea	92.3
Photofobi	61.5
Convulsions	23.1

Ao compilar os resultados da tabela acima conclui-se que o sintoma mais comum é a cefaleia, com cerca de 92,3% (87% dos casos encontrados na literatura).

A rigidez da nuca é discutida como uma entidade separada devido à escala do seu objetivo de medição. A escala de medição é 0, 1, 2 e 3 (como mostra a tabela seguinte).

Quadro 5.14 Rigidez do pescoço

	Gravity	Frequency	%
No	0	18	21.7
Under average	1	12	14.5
Average	2	22	26.5
High	3	31	37.3
Total		83	

Figura 5.9 Distribuição da rigidez da nuca

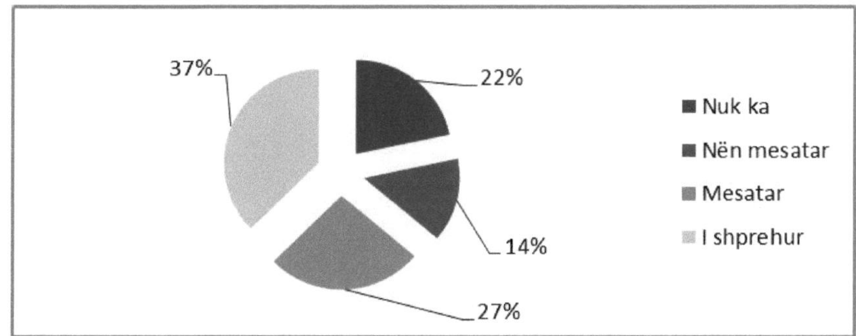

países, cujos dígitos se assemelham à ocorrência destas patologias na nossa população.

5.10 Sintomatologia da fase inicial da doença

Para além das medições acima referidas, é dada importância aos sinais clínicos evidenciados pelo médico. Em função da recolha de dados clínicos, do exame ojectivo do doente e da sintomatologia, os sinais iniciais são indicados a seguir.

Quadro 5.15 Dados do exame objetivo

Symptoms	%
Brudzinski	53.8
Kernig	61.5
Ocular symptoms	12.8
Facial palsies	7.7
Glosopharyngeal paralise	5.1
Hemiparesis	7.7
Tetraplegia	2.6
Sfincter paralise	33.3

Figure 5.10 Symptom Frequency (%)

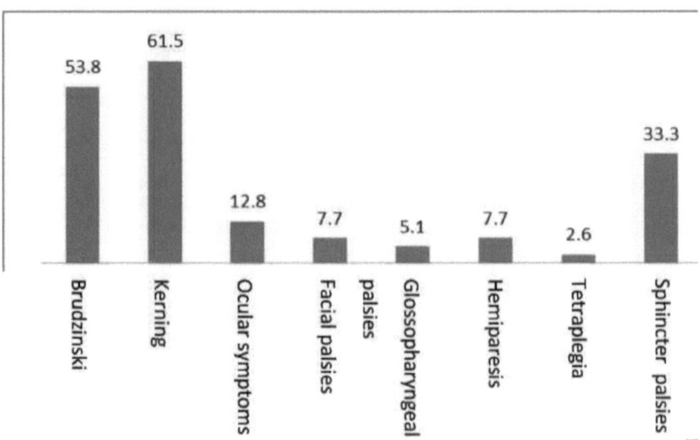

Brudzinski e Kernig são sinais clássicos específicos da meningite bacteriana aguda, enquanto que outros sinais são também encontrados como responsáveis pelo diagnóstico de neuroinfecção. Em termos de sintomas oculares, podemos dizer que a nossa clínica evidencia fotorreacção, estrabismo, lateralismo. As focalizações motosensoriais neurológicas constituem outro grupo de outros sinais avaliados.

5.11 Evolução na forma de medir o nível de consciência A medição do nível de consciência é um aspeto muito importante no diagnóstico e no progresso do tratamento e também no resultado da doença. Este aspeto tem sido uma evolução no tempo fazendo a medição forçada do nível de consciência à nossa maneira, o que é o material recolhido através da colocação de cartões e, finalmente, os pacientes com base na divisão por GSS < 13.

Figura 5.11 O estado de consciência do doente no momento da admissão

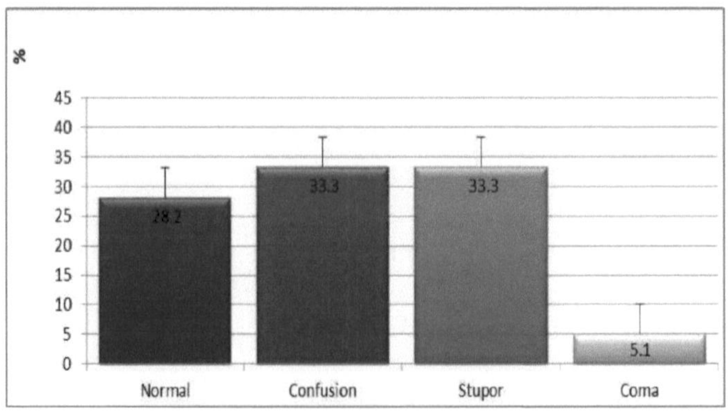

Como se pode ver no gráfico, os doentes no momento do internamento encontram-se num estado de consciência confuso ou estuporoso. Apenas 28,2 % dos doentes no momento do internamento foram considerados com estado de consciência normal.

Figura 5.12 Relação do género com a afeção cerebral

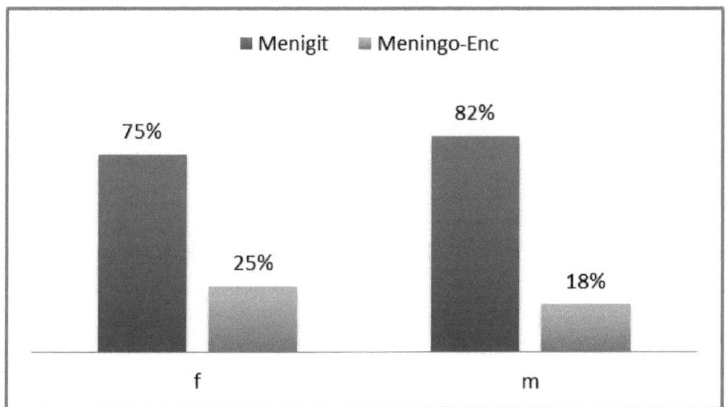

A partir dos dados deste gráfico não houve diferença significativa entre o sexo do paciente e o tipo de acometimento cerebral (teste χ2, p > 0,5).

Tabela 5.16 Distribuição dos pacientes de acordo com o grau de GSG

GSC	Frequency	%
4 ≥	4	4.8
5 ≥	7	8.4
6 ≥	9	10.8
7 ≥	6	7.2
8 ≥	3	3.6
9 ≥	25	30.1
10 ≥	17	20.5
11 ≥	8	9.6
12 ≥	4	4.8

Figure 5.13 distribution of patients according to GCS

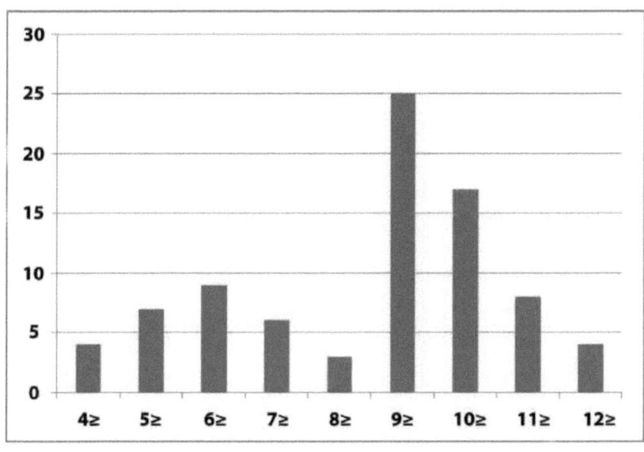

Verificamos que cerca de 50 % dos doentes têm uma GCS 9 ou 10. Além disso, o estudo demonstrará a medição da GCS numa fase posterior com outros resultados mais específicos para a meningite bacteriana em adultos.

Doenças associadas 5.12

Figura 5.14 Distribuição dos doentes de acordo com a etiologia acompanhante diagnosticada durante o internamento

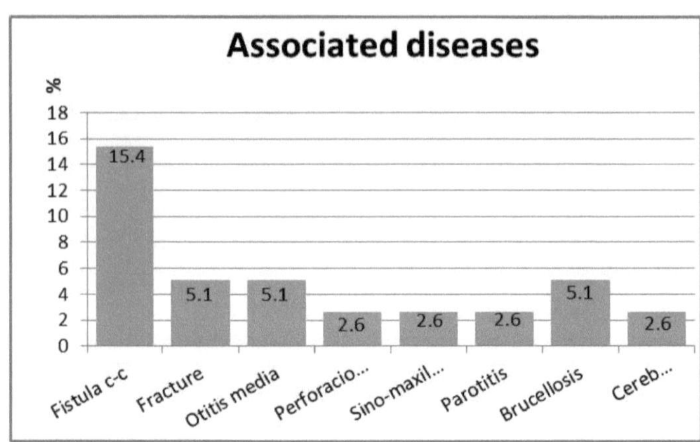

Neste gráfico são apresentadas as etiologias que são consideradas como factores de risco para as neuroinfecções, estando presentes em 41,1% dos casos.

Figura 5.15 Média de dias de internamento de acordo com o diagnóstico de acompanhamento detectado durante o internamento.

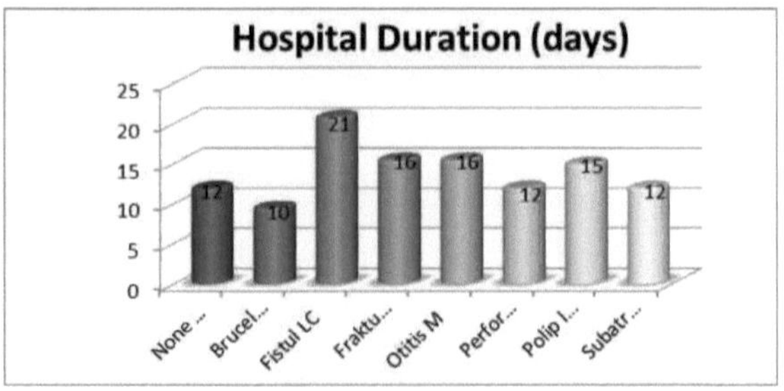

De acordo com a figura, não existem diferenças significativas entre a média de dias de hospitalização dos doentes e os diagnósticos concomitantes acima referidos (teste t).

5.13 exames

A tendência no tempo, de 2005 a 2009, está a ser actualizada para todos os doentes com estes exames necessários.

Quadro 5.17 **Resultados dos exames**

EXAMINATION	RESULTS (%) (± Standard error)
Head CT	84.6
Cerebral edema	10.3
Cerebral iscemia	5.1
O_2-Sat	86.23 (± 0.9786)
Pa O_2	60.81 (± 2.0658)
P CO_2	34.85 (± 0.8164)

O edema cerebral detectado por imagiologia conta-se em 10,3%.

5.14 Distribuição por gravidade

Figura 5.16 Correlação da febre (grau C) no momento da hospitalização com o grau de rigidez.

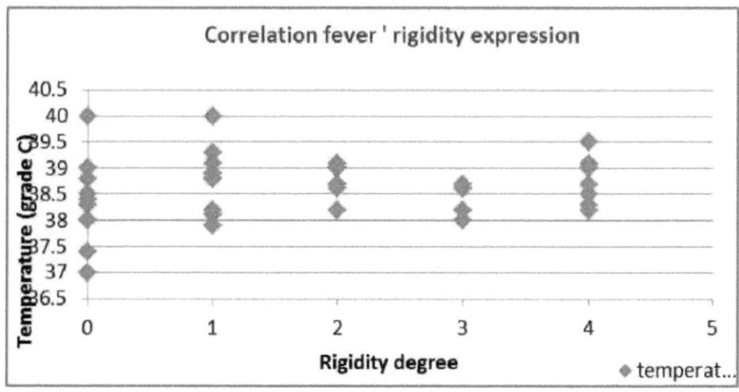

Os dados apresentados neste gráfico após o teste de Spearman mostraram uma correlação fraca entre estes parâmetros (r = 0191).

Figura 5.17 correlação rigidez - consciência na admissão.

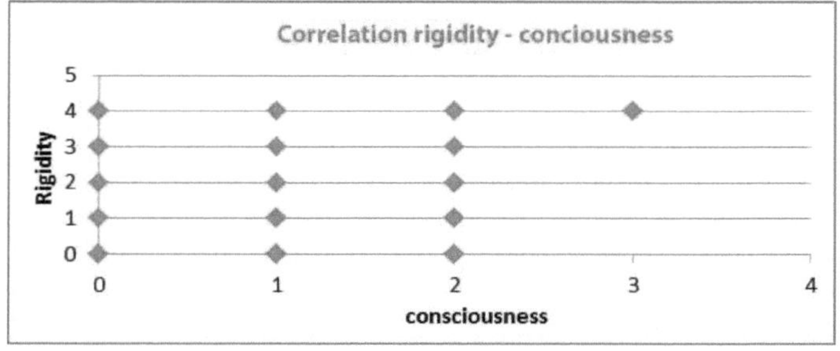

A partir dos dados apresentados neste gráfico, após efetuar o teste de Spearman, verificou-se uma correlação fraca entre estes parâmetros (r = 0,196). Durante a análise da relação correlativa acima referida, verificámos que a maioria dos nossos doentes apresentavam GCS com 8 ou 9 pontos, onde geralmente todos os sinais estão presentes, mas o estado de consciência está relativamente preservado.

Figura 5.18 Estado de consciência e O_2 Sat dos doentes internados

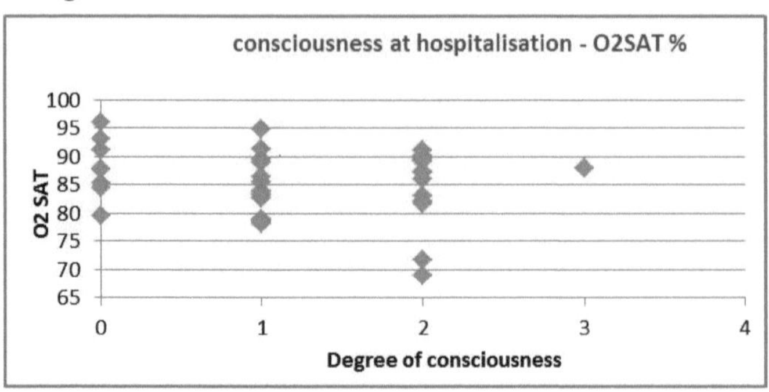

A partir dos dados do gráfico, o teste de Spearman mostrou uma relação inversa entre os dois parâmetros (r = -0232). Assim, uma alteração da consciência implica um valor mais baixo da saturação de O_2 e vice-versa. Nestes casos, uma correlação negativa fraca indica que a ligação real é fraca.

Figura 5.19 Correlação entre o estado de consciência na admissão e os dias de hospitalização

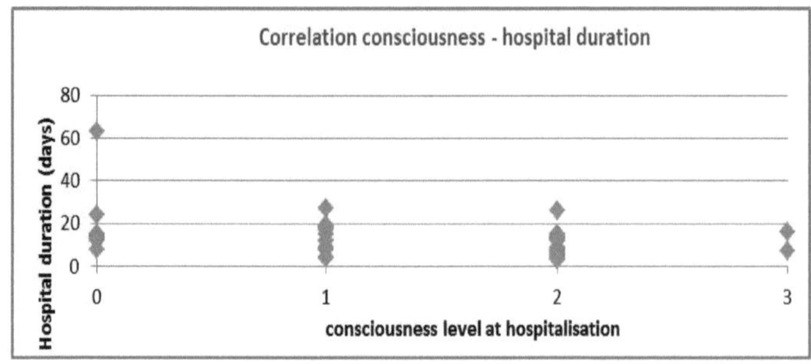

Os dados desta figura, após a realização do teste de correlação de Spearman, resultam numa ligação fraca entre o nível destes parâmetros (r = 0,283).

Tratamento

Considerando todos os casos estudados como neuroinfecções, o seu tratamento é aplicado seguindo as diretrizes internacionais, mas com as modificações necessárias para trazer condições práticas da sua aplicação nas nossas clínicas. As diretrizes de tratamento foram:

1. Antibiótico-terapia (antivirais) condicionada pela cultura líquida efectuada no momento da chegada do doente.

2. Terapia com medicamentos anti-edematosos (dexametasona e manitol), aplicando dexametasona sob o esquema, 15 minutos antes da antibioterapia.

3. A gestão e o tratamento dos doentes em função do seu estado na Unidade de Cuidados Intensivos (por exemplo, preservação do equilíbrio hidroelectrolítico, acidobásico e apoio com oxigenoterapia, se necessário).

4. Terapia anticonvulsiva em casos suspeitos.

Relativamente ao tratamento com dexametasona, foi utilizado o esquema mostrado abaixo, que é utilizado com sucesso nas nossas clínicas para as indicações que são discutidas neste artigo.

Tabela 5.18 Tratamento anti-edematoso

THERAPY	DOSIS (± STANDARD ERROR)
Dexamethasone iv.	0.81 (± 0.0331 mg/kg weat)
Mannitol iv.	0.39 (± 0.0152 g/kg weat)

Quadro 5.19 Terapia de ventilação

OXYGEN THERAPY	FREQUENCY (%)
Oxygen therapy (nasal tube)	25.6
Oxygen therapy (facial mask)	10.3
Oxygen therapy (mechanic ventilation)	5.1

Tabela 5.20 Algoritmo de edema em neuroinfecções

Antibiotics	Doses	Agent
Ampicillin	IV,12g/dys divide in 4 doses	N. meningitis
Ceftriaxione	IV,4g divided in 2 doses	
Ampicilina	IV,12g/day divided in 4 doses As an alternative: Cefalosporin of 2 nd gen.	Strept. Pneumonia
Cefotaxime	IV,12g/day divided in 4 doses or	
Ceftriaxione	IV 4g/day every 12 hrs Not less then 10-14 dys	
Chloramphenicol	IV,100mg/kg divided in 4-6 section Alternative drug: Cefotaxime or Ceftriaxione	Haemophilus Influence
Ampicillin	IV,12g/day divided in 4 doses.	Listeria
Gentamycine	IV,3-5mg/kg divided every 8 hrs	
Vanxomycin	IV, 1g every 12 hrs	Staphylococcus aureus
Ceftriaxione	IV 4g/day ,divided every 12 hrs	
Vankomicyne	IV,1g every 12 hrs	
Flagyl	IV 30mg/kg(1.5g daily dose) Divided every 6-8 hrs	Meningitis, abcesses of unknown etiology
Rifadine+INH	300/150mg 2 tab in the morning	
Etanbutol	400mg 3 tab in the morning	Tubercular Meningit
PZA	500mg 4 tab in the morning	
Acyclovir	15-30mg/kg 500-750mg every 8 hrs	HSV 1,2 Zoster CMG

A eficácia da dexametasona na meningite bacteriana

Resultados: Sessenta e sete pacientes tinham uma idade média de 43,8 ± 17,0 anos, quarenta e cinco deles (67,2%) eram do sexo masculino. O tempo médio de melhoria (CC) foi de 3,5 ± 1,3 dias e quatro deles (6 %) morreram. No subgrupo de doentes muito doentes (GCS≤ 7 pontos), o coeficiente de correlação de Pearson entre a dose diária de dexametasona e a CC foi de -0,579 , p < 0,01 (segunda mão). Não foi encontrada qualquer correlação no grupo de doentes menos doentes (GCS 8-12 pontos). Os dados utilizados neste estudo foram retirados dos registos clínicos de todos os doentes diagnosticados e hospitalizados com MBAM no Departamento de Doenças Infecciosas do KTI no período de outubro de 2002 a março de 2008.

Figura 5.20 curva de regressão exponencial mostra a oblíqua em função do tempo de melhora em relação à dexametasona durante o primeiro dia de todos os pacientes do estudo. ($p < 0{,}05$).

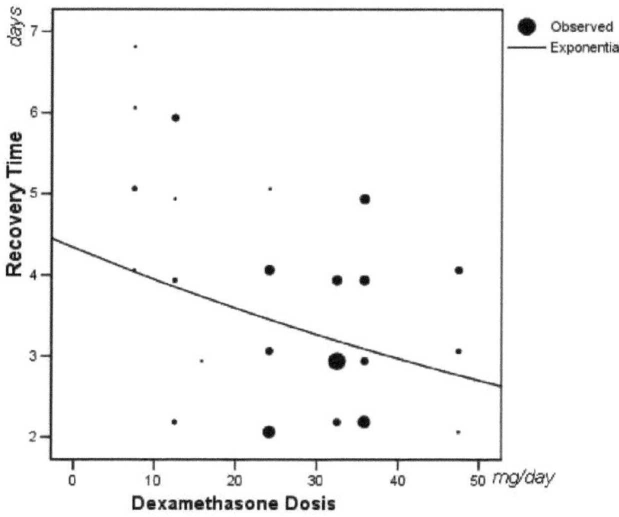

Gender (M / F)	
M	45 (67.2%)
Residence (country / town)	
Country	38 (56.7%)
Employment	
Worker	20 (29.8%)
Retired	16 (23.9%)
Student	12 (17.9%)
Unemployed	12 (17.9%)
Employer	6 (8.9%)
Invalid	1 (1.5%)
Symptoms	
Confusion	27 (40.3%)
Stupor	21 (31.3%)
Coma	17 (25.4%)
Neck stiffnes	
Strong	23 (34.3%)
Moderate	14 (20.9%)
Light	12 (17.9%)
No	18 (26.9%)
Brudzinski	38 (56.7%)
Kerning	37 (55.2%)
Vomits	46 (68.7%)
Headache	53 (79.1%)
Convulsions	12 (17.9%)
Immediate hospitalisation	40 (59.7%)
Therapy with antibiotics	
Ampicillin	15 (22.4%)
Cloramfenicole	1 (1.5%)
Ceftriaxone	19 (28.4)
Cefotaxime	7 (19.4)
Ampicillin and amikacyn	13 (19.4)
Ceftriaxone dhe Vankomycine	1 (1.5)
Ceftriaxone dhe Amikacyn	8 (11.9%)
Cloramfenicole and ampicillin	3 (4.5%)
Mortality	4 (6%)

Tabela 5.21 Dados demográficos, sintomas e antibioticoterapia com base nos pacientes hospitalizados durante o período de outubro de 2002 a março de 2008 na Clínica de Terapia Intensiva (KTI), no serviço de doenças infecciosas com a potencial meningite bacteriana.

Figura 5.21.

A - a curva de regressão exponencial mostra uma dependência oblíqua do tempo de melhoria em relação às doses de dexametasona em doentes muito doentes ($p < 0,01$).

B - a curva de regressão exponencial mostra uma dependência direta consistentemente sob - ($p > 0,05$) o tempo de melhoria e a dose diária de dexametasona nos doentes menos doentes.

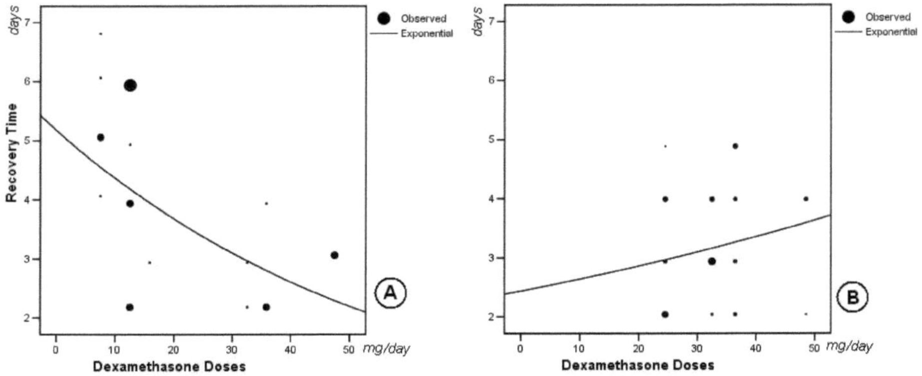

Caraterísticas demográficas

Sessenta e sete doentes analisados tinham uma idade média de 43,8 ± 17,0 anos (intervalo: 14-73 anos). A maioria dos doentes (n = 45 ; 67,2 %) era do sexo masculino e não se registaram diferenças relacionadas com o sexo em termos de tempo de melhoria e dose de dexametasona (Teste de Mann - Whitney) ou com a gravidade da doença (Teste do Qui-quadrado). Os restantes dados detalhados são apresentados na Tabela 1.

Caraterísticas clínicas

Os doentes apresentavam habitualmente sinais clínicos caraterísticos de meningite, com febre, cefaleias e congelamento do pescoço como sintomas predominantes (Tabela 1). A avaliação inicial do ECG no momento da hospitalização variou de 9 a 12. Dezassete (25,4 %) doentes apresentavam GCS≤ 7 , enquanto os restantes (50 doentes) apresentavam uma GCS de 8 a 12.

No início da terapêutica, os doentes apresentavam uma saturação média de O_2 no sangue de 85,3 ± 6,8 % (intervalo 63,7-98,1 %). A concentração de células no LCR era de 3232 ± 1979 células / m[(3)], com um máximo de 8.569 células / m^3 e um mínimo de 409 células / m^3, sendo a maior parte≥ 60 % (80 ± 12 %) de células polimorfonucleares. Não se registaram diferenças significativas no número de células no LCR entre os dois subgrupos (muito doente e menos doente)

Quadro 5.22

Parametres	Average	Standart deviation	Maximum	Minimum
In admission				
Temperature (°C)	38.5	0.89	40.1	37
Sat O_2 (%)	85.3	6.8	98.1	63.7
PCO_2 (mmHg)	38	6.7	57.3	22.3
PO_2 (mmHg)	55.9	17	89.3	10.9
Cell in the CSF (qel/mm^3)	3232	1979	8569	409
CSF PMN (%)	80	12	100	60
Therapy and conclusions				
Dexamethasone doses (mg/day)	27.6	11.6	48	8
Prolonged therapy with dexamethasone (days)	4	1	7	2
Treatment with mannitol	4.9	1.9	8	2
Improvement time	3.5	1.3	7	2

5.17 Dados estatísticos

Figura 5.22 Relação dos sintomas défices neurológicos meníngeos dose de manitol (g / kg peso corporal)

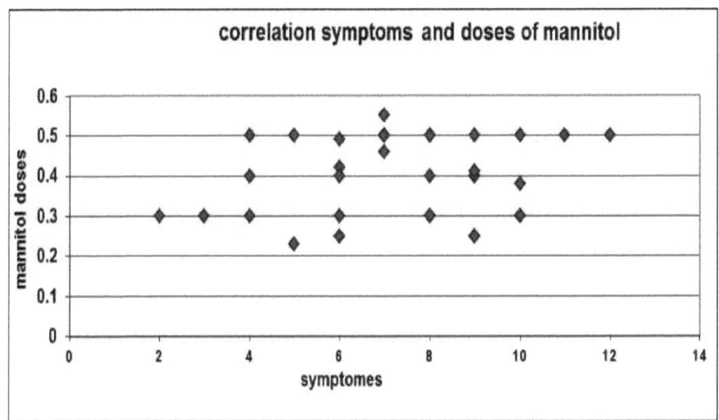

Como se pode ver no gráfico, após o cálculo da correlação pelo teste de Pearson, a relação entre estes parâmetros é fraca (r = 0,134)

Figura 5.23 Nos dados desta figura, através do teste de correlação de Pearson foi encontrada uma relação entre os valores médios destes parâmetros (r = 0,421)

Quanto mais sintomas meníngeos estiverem presentes na admissão, maior será o tempo de internamento.

Figura 5.23

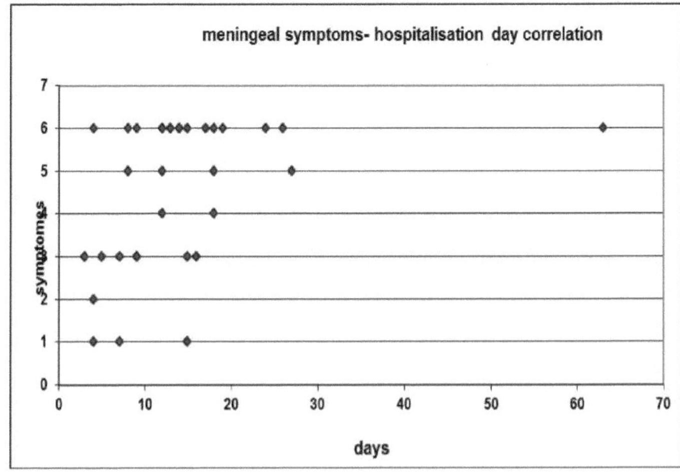

Figura 5.24 Associação dos sintomas meníngeos com o tempo de hospitalização

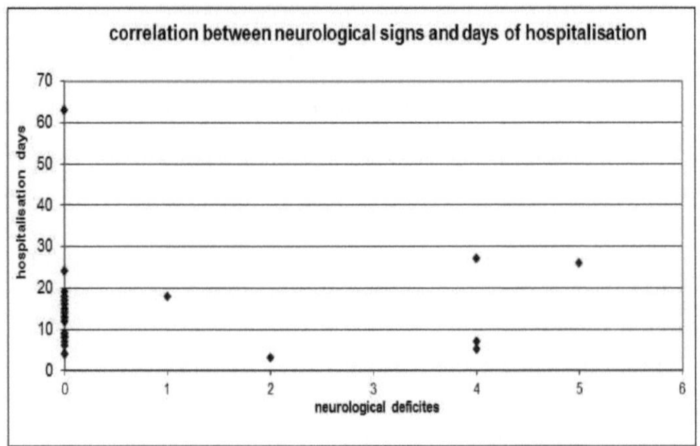

Figura 5.25 Correlação entre o internamento diário e o valor principal do PCO_2 na admissão

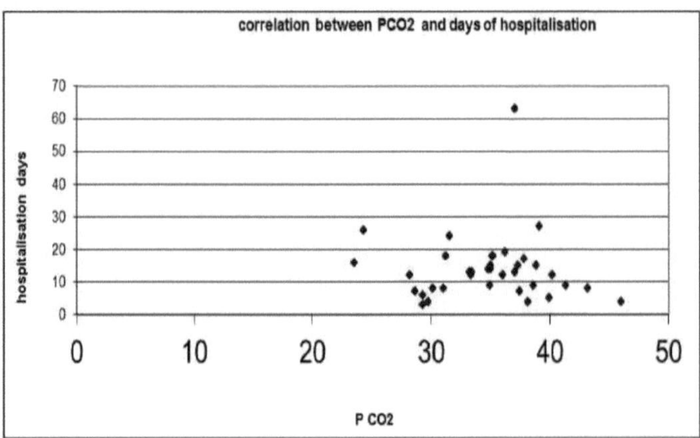

Figura 5.25 O valor da correlação de Pearson r foi de -0,03, pelo que não foi encontrada qualquer relação entre os parâmetros em causa.

Figura 5.26 Ligação da dose de dexametasona (mg / kg de peso) com o total de sintomas.

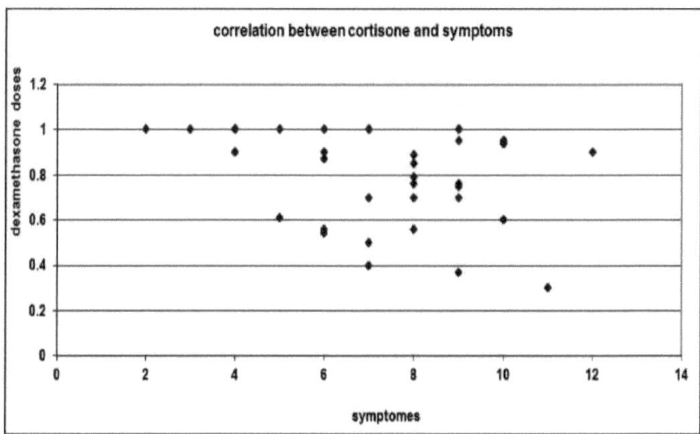

Figura 5.26 De acordo com este gráfico, após o cálculo da correlação pelo teste de Pearson, verificou-se uma ligação média entre os parâmetros em questão (r = 0,314).

Figura 5.27 Relação entre a dose de dexametasona e o grau de rigidez do paciente no momento da hospitalização.

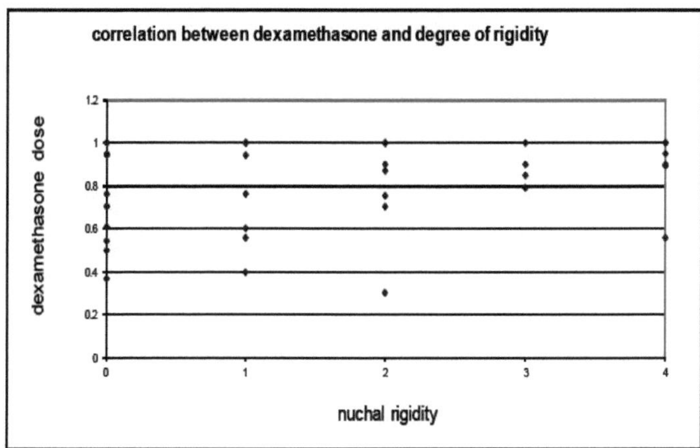

Figura 5.28 Os dados desta figura, após a realização do teste de correlação de Spearman, mostraram uma correlação fraca (r = 0,261).

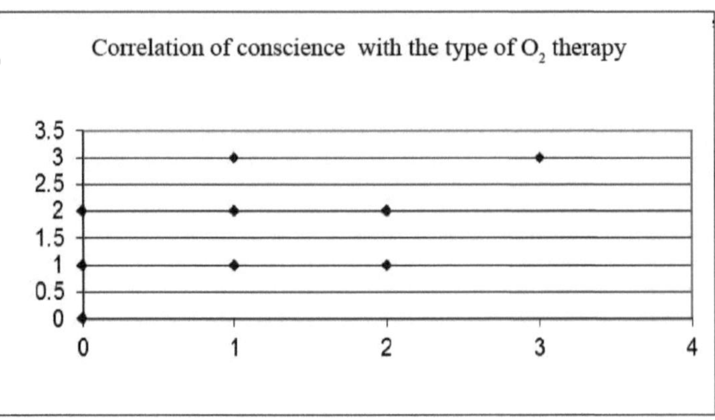

Figura 5.28 Os dados desta figura, após a realização do teste de correlação de Spearman, mostraram uma ligação de taxa média entre estes parâmetros (r = 0,570).

Assim, quanto menos consciente estiver o doente, mais invasiva será a terapia com O_2 -.

CAPÍTULO 6. DEBATE

O cálculo da incidência pode ser um pouco complicado devido aos dados disponíveis. Inicialmente, identificámos os diagnósticos que poderiam ser considerados responsáveis pelo desenvolvimento de edema cerebral nas infecções do sistema nervoso central, com base na codificação ICD-9-CM atualmente utilizada na Albânia [50, 51].

A pista mais importante de todas foi definir a população que seria estudada para determinar a incidência. A única população de referência válida foi retirada do INSTAT [52], em 2005, que define as partes da população por distritos e no total, bem como as respectivas percentagens. Assim, utilizámos os dados de 2005, o ano mais próximo para efetuar os cálculos.

Outro problema foi saber que parte dos doentes incluídos no estudo estava disponível para o estudo. Os doentes provenientes dos distritos não correspondem ao número de pessoas afectadas por estes diagnósticos ao longo de um ano em todo o país, porque alguns deles foram tratados nos respectivos distritos e não foram admitidos no Centro Hospitalar Universitário. Entretanto, uma vez que esta instituição serve de centro secundário e terciário para toda a Tirana, porque todos os doentes de Tirana e arredores se reúnem aqui. Assim, os números recolhidos a partir dos nossos dados são suficientes para calcular a incidência de cada um dos diagnósticos, em particular do grupo responsável pelo edema cerebral nas neuroinfecções.

É difícil referir na literatura a incidência de um determinado grupo de doenças, porque, no caso das doenças infecciosas, a natureza e as caraterísticas são mistas e variam consoante as regiões. Algumas das caraterísticas mais comuns são a evolução da distribuição etária da população, as diferenças raciais, as alterações climáticas e socioeconómicas. Um caso típico é a chamada geração da meningite que determina a incidência desta doença por todos os factores acima mencionados. No entanto, esta incidência calculada pela primeira vez é bastante valiosa, uma vez que o peso deste grupo de doenças para uma determinada população da Albânia é muito importante, tanto para o diagnóstico como para a gestão deste diagnóstico.

Figura 6.2 Mapa da meningite no mundo [53].

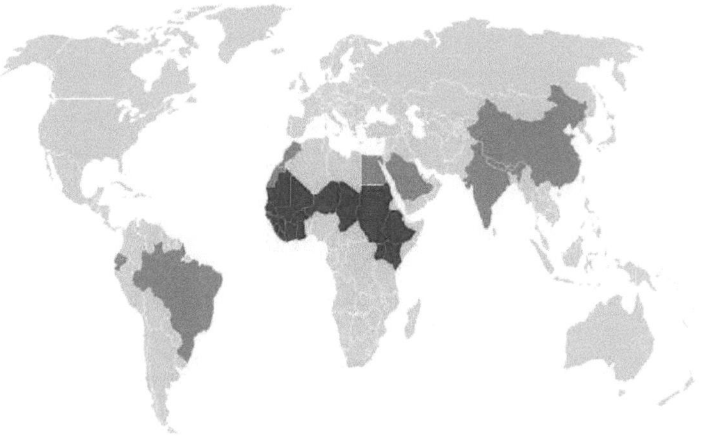

No entanto, o cálculo e a comparação de dados sobre a BM são menos difíceis do que noutras patologias. Tendo assumido um papel de liderança neste grupo de diagnósticos, no que diz respeito ao número e à gravidade, a meningite bacteriana foi estudada de forma pormenorizada. A incidência de meningite bacteriana calculada para o distrito de Tirana em 2005 foi de 3,6 por 100.000 pessoas afectadas. (Tabela 5.3) De acordo com a literatura, é possível verificar que a citação para a população dos EUA é a seguinte: a meningite bacteriana tem uma incidência anual de 4 a 6 casos por 100.000 adultos (definidos como doentes com idade superior a 15 anos, em que o Streptococcus pneumoniae e a Neisseria meningitidis são responsáveis por 80% de todos os casos [4, 7]. Os dados calculados para a população de Tirana estão bastante próximos dos dados encontrados na literatura. No entanto, tendo em conta dois factores principais que alteram o cálculo da incidência, são eles

Em primeiro lugar, a estrutura da população, etc. dos EUA, onde obteve referências e, em segundo lugar, a estrutura diferente da população da Albânia em Tirana, em comparação com a figura que pode ser modificada para considerar toda a população da Albânia. As melhores condições de um bom serviço de saúde em Tirana e o paradoxo do rácio que ocorre em doentes do sexo masculino/feminino com doenças inflamatórias do SNC serão tratados mais adiante. As áreas não manchadas no hartograme indicam a ausência da chegada de doentes destas áreas (Figura 5.2), o que indica a possibilidade de logística dos doentes destas áreas em estados limítrofes como o Kosovo e a Grécia, bem como a migração em massa dos habitantes dos centros urbanos destas áreas (Tabela 5.4). Uma vez que a propagação da doença neste grupo etário (15-24 anos) é mais do dobro da incidência do que noutros grupos etários (Quadro 5.7), pensamos que as duas principais causas para este acontecimento são a vulnerabilidade deste grupo etário que está em desenvolvimento e, por outro lado, tem o maior número de traumatismos do que em todos os outros grupos etários (Figura 5.5).

A idade média é de 41,8 anos. Os doentes foram divididos de acordo com a residência, 56,4% em zonas não urbanas e 43,6% em zonas urbanas (Figura 5.4).

Verificando que a predisposição para um maior número de doentes com edema cerebral nas neuroinfecções é maior entre as profissões vulneráveis, como por exemplo traumatismos durante o parto (Figura 5.8) os dados obtidos mostraram que a maioria dos doentes eram do sexo masculino (76,9%) do que do sexo feminino (23,1%), (Figura 5.7). Um aspeto importante para o nosso estudo é o estado da doença no momento da admissão no hospital, 71,8% em casos agudos e 28,2% subagudos.

A relação homem/mulher encontrada na UTI do Hospital de Infectos foi de 3,3, muito maior do que a encontrada nos dados, o que confirma ainda mais que os dados hospitalares devem ser tomados com cautela, considerando os casos "abandonados" que coincidiram com o sexo feminino.

A tabela acima mostra que a relação M/F para as duas categorias consideradas foi de 1,8 (diagnósticos responsáveis por neuroinfecções no total e na MO), sendo significativamente maior no sexo masculino. Os dados retirados da literatura sobre este relatório foram de 1,58, mostrando uma diferença significativa dos nossos valores [16].

No entanto, as caraterísticas da população albanesa admitida na nossa instituição eram muito diferentes da parte da população de onde provêm os dados de referência. Analisando o rácio de internamentos hospitalares para todo o ano de 2005 (Tab. 5.10), o rácio M / F era de 1,4. É caraterístico da população albanesa o facto de o número de internamentos de homens ser significativamente mais elevado do que o de mulheres. Esta questão talvez esteja relacionada com a maior importância atribuída à saúde dos homens como principal dever de manter a família, um fator cultural na Albânia. Um dos aspectos interessantes relacionados com a administração do tratamento clínico dos doentes no contexto da eficiência é o tempo médio de permanência para o diagnóstico. Reduzir a média de dias de hospitalização é uma exigência administrativa constante para reduzir os custos hospitalares, mas nem sempre aceite pelo clínico, especialmente no caso de diagnósticos de gravidade e mortalidade mais elevada. Neste grupo estão também diagnosticadas as doenças inflamatórias do SNC que estão associadas a edema cerebral. Tomámos em consideração o indicador acima mencionado para o grupo de diagnósticos de internamentos no Hospital de Infeção durante o período de 2005-2009 (Tabela 5.10) e também foram tiradas conclusões sobre o tempo médio de internamento para todos os doentes do Centro Hospitalar Universitário e submetidos a testes de acordo com a correlação estatística de Pearson.

O coeficiente não é significativo e a monitorização deve ser alargada a um período de tempo mais longo. Assim, embora o número de dias de internamento para todos os CTUP se reduza significativamente, não se observa qualquer alteração para os diagnósticos que considerámos.

A média de dias de hospitalização na instituição depende em grande medida dos desenvolvimentos tecnológicos (novos medicamentos, métodos de diagnóstico modernos, etc.). Relativamente aos métodos de gestão que provocaram uma redução em todos os CHU, existem duas estratégias principais: utilizar os hospitais diariamente e permitir que os doentes sejam tratados nos seus hospitais regionais. Considerando os diagnósticos incluídos no nosso estudo (em termos de gravidade e mortalidade), nenhum deles foi afetado pelas estratégias acima referidas. Por outro lado, há ainda que estudar a possibilidade de alterar ou não os métodos diagnósticos e terapêuticos do Hospital de Infeção face aos modernos protocolos de tratamento. Caso não se note diferença nos métodos de diagnóstico e tratamento, pode concluir-se que existe razoável redução dos dias de internamento tal o diagnóstico, pois para além do seu reduzido número face ao número total de internamentos, obrigar à redução do internamento teria consequências na qualidade do serviço e mesmo na mortalidade destes doentes. O traumatismo é um dos antecedentes mais perigosos do evento e das complicações a longo prazo da BM, especialmente em adultos. Isto acontece porque na Albânia o número de traumatismos resultantes de acidentes de automóvel é cerca de duas vezes superior ao da OCDE (Organização para a Cooperação e Desenvolvimento Económico). Por outro lado, as caraterísticas dos acidentes no nosso país são de uma gravidade superior à dos países que tomamos em comparação. Além disso, os acidentes de trabalho são mais frequentes. Por isso, esta secção do nosso curso de discussão ocupa um lugar importante, devido às importantes caraterísticas específicas do nosso país. Os dados encontrados na literatura mostram a mudança de resultados ao longo dos anos, no que diz respeito à incidência de edema cerebral do BM.

Inicialmente, até ao início dos anos 90, verificou-se que a BM pós-traumática atingia 10% dos casos apresentados no hospital (Tabela 5.12). Recentemente, verificou-se que a incidência deste síndroma diminuiu de 0,38% para 2,03%.

Filtrando a nossa base de dados, verificamos que em 83 doentes que fazem parte do estudo foram encontrados 8 casos com BM traumático. Assim, se olharmos para o rácio do total de doentes hospitalizados, verificamos que é de 9,6% do total - um dado que corresponde aos dados da OCDE para o início dos anos 90, que pode ser considerado inteiramente real, porque acima do número de acidentes automobilísticos graves na Albânia e os outros veículos em circulação são por atacado e depreciados [54].

Olhando para a correlação acima e para a importância deste aspeto no tratamento do edema cerebral nas neuroinfecções é muito interessante a apresentação de um dos casos pós-traumáticos do BM que foi internado três vezes na UCI do Hospital de Infecções.

Considere-se que na maior quantidade de doentes 48,7% são trazidos diretamente, dos hospitais regionais equivale a 35,9%, da menor quantidade vieram de hospitais terciários equivale a 15,4% (urgência de neurologia e serviço de trauma do SQU). A única unidade clínica onde estes casos foram tratados foi a UCI, por ser o único tratamento para este tipo de TUHC a nível nosológico e único centro de referência para o país.

Relativamente aos sinais clínicos (Tabela 5.13), a classificação é a seguinte: temperatura média de 38,6 graus, cefaleia presente em 92,3% dos casos, vómitos em 84,6%, 61,5% e fotofobia e convulsões em 23,1% dos casos. Assim, mesmo nos nossos dados confirmados, o sinal representativo das infecções do SNC é a cefaleia, que nos dados constitui 85% -95% [2]. Os dados sintomáticos (Tabela 5.15) obtidos no exame objetivo relacionados com o edema cerebral foram os seguintes: Brudzinski equivale a 53,8% dos casos, Kerning a 61,5%. A paralisia dos esfíncteres foi encontrada em 33,3% dos casos, seguida da sintomatologia ocular (nistagmo, rotação do bulbo, protrusão do bulbo, estrabismo) com 12,8%. A paralisia facial foi observada em 7,7% dos casos, seguida de paralisia glossofaríngea e hemiparesia 5,1% e 7,7%, e finalmente tetraplegia 2,6%.

A frequência das alterações de consciência na admissão (como se verifica na Figura 5.11) é por esta ordem: o estado normal em 28,2%, o estado confusional em 33,3%, o estado de estupor em 33,3% e o final comatoso em 5,1%. Os valores da percentagem de doenças associadas (Figura 5.14) são os seguintes: 15,4% fístula, fracturas de grua 5,1%, otite média 5,1%, perfuração da membrana timpânica é de 2,6%, polipe maxilar 2,6%, parotis 2,6% e brucelose 5,1%.

Estes dados correspondem aos da literatura contemporânea, onde a amplitude do traumatismo craniano é considerada como fator predisponente para o desenvolvimento de uma infeção do SNC [55, 56]. Em nosso estudo, isso representa quase 20%.

O tema da discussão das doenças associadas está relacionado com dois aspectos importantes: em primeiro lugar, com o resultado da doença em geral e, em segundo lugar, com os possíveis comentários relativos ao papel da combinação de mais do que uma doença com diagnóstico primário na avaliação do que é considerado "caso misto".

No que diz respeito aos dados de imagiologia efectuados com ou sem administração de contraste, os resultados foram obtidos em 84,6% dos casos. A informação de apoio ao desenvolvimento de edema nas fases iniciais não é captada em nenhum caso com imagens (Tabela 5.17).

Embora a avaliação da gravidade dos doentes tenha sido medida essencialmente através da avaliação do estado de consciência numa escala GSG, encontrámos também outros aspectos interferentes relacionados com o diagnóstico, tratamento e evolução da doença. Os resultados são apresentados de acordo com as relações estatísticas significativas e aparecem na sequela. A maior parte deles são apresentados sob a forma de conclusões, indicando-nos a ideia de que é necessário um estudo mais aprofundado destes factores que influenciam a gravidade das neuroinfecções para criar novas bases de dados que nos permitam uma análise multifuncional, dando-nos a oportunidade de agir rapidamente na intervenção dos doentes (Figura 5.16; 5.17; 5.18; 5.19). O tratamento com antibióticos é efectuado através da investigação do agente causador, que na maioria dos casos tem sido muito difícil de identificar. Assim, a orientação principal tem sido os dados clínicos, um exame pormenorizado do líquido cefalorraquidiano (avaliando a quantidade, o tipo de células e a concentração de albumina ou glicose) e o apoio de dados imagiológicos (TAC, RMN - com e sem administração de contraste).

Os dados das alterações gasométricas neste estudo representam um elemento importante por ser o tratamento inicial no edema cerebral. Neste sentido, selecionámos os valores de três elementos importantes:

(O_2-sat) fase de saturação de oxigénio cujo valor médio foi de cerca de 86,3% e o valor da pressão parcial de oxigénio PaO_2 é de 60,1%, seguido da pressão total no sangue PCO_2 com um valor médio de 34,1%. O método de administração invasiva de oxigénio constitui 5,1% dos casos que trataram de intubação. Enquanto que beneficiaram por via de fornecimento de 02 com a sonda cerca de 25,6% dos doentes. A terapia de suporte O_2 com máscara facial constitui 10,3%. O tratamento precoce com insulina, o protocolo correto no tratamento diário proporcionaram-nos uma rápida normalização dos valores. Assim, podemos dizer que a terapêutica agressiva com cortisona, iniciada o mais rapidamente possível (naturalmente após confirmação diagnóstica e utilização de antibioterapia de terceira geração), contribuiu para a redução do edema. O tratamento com manitol relacionado com o efeito hiperosmolar foi utilizado com uma dose média de 0,4 g / kg. Segundo dados da literatura, as doses utilizadas são relativamente maiores até 1,0g / kg [9]. Operámos com estas doses médias mais baixas devido às dificuldades de monitorização desta preparação, como a rápida desidratação das células cerebrais, a possibilidade de acumulação e deterioração da PIC. Entre os efeitos colaterais são citados os desequilíbrios eletrolíticos como (hipocalemia, hiponatremia), distúrbios observados em nossos pacientes. Não se registou edema pulmonar, insuficiência cardíaca congestiva ou insuficiência renal aguda.

Estes dados são apoiados pela literatura, onde alguns centros médicos têm evitado o uso profilático da hiperventilação padrão para o controlo da PIC [5, 6, 30]. A terapia de suporte com oxigénio tem definitivamente um papel fundamental na vigilância destes doentes. Os principais resultados deste estudo mostram que os benefícios da terapêutica com dexametasona na BM são visíveis, mas são mais significativos no subgrupo de doentes demasiado doentes (no nosso estudo, aqueles com $GCS \leq 7$).

Neste subgrupo há um coeficiente de correlação negativo entre a dose diária e o tempo de melhora da dexametasona ($p < 0,01$) (Figura 5.20). Portanto, o uso de dexametasona com doses de até 12-17 mg/kg de peso corporal, divididas em três ou quatro doses, durante as primeiras 24 horas apresentou melhora encurtada significativamente de cinco para três dias, quando comparado a doses menores de dexametasona (até 0,05 mg/kg de peso corporal). Surpreendentemente, o subgrupo de doentes menos doentes (GCS > 7) não mostrou qualquer benefício da terapêutica com dexametasona. Este resultado pode sugerir que a utilização de dexametasona pode prolongar o tempo de melhoria nestes doentes (não acompanhado de significância estatística) (Figura 5.21). A mortalidade no subgrupo de doentes graves foi maior do que no subgrupo de doentes menos doentes, respetivamente três (17,6%) e um (2%). Mas todos os doentes do primeiro subgrupo que faleceram tinham um problema de saúde grave com impacto no resultado da doença (um doente com história de traumatismo craniano e dois outros com diabetes mellitus). O único doente que faleceu no subgrupo de doentes menos doentes não tinha problemas de saúde associados e tinha tomado uma dose relativamente pequena de dexametasona no primeiro dia (8 mg). Não se registaram diferenças relacionadas com a idade e o sexo nos subgrupos. Embora houvesse mais doentes de zonas rurais no subgrupo de doentes graves, a investigação mostrou que não havia correlação entre a povoação, a aldeia ou a cidade e o tempo de recuperação.

Por outro lado, nem o número de células no LCR, nem a percentagem de polimorfonucleares parecem ter impacto no tempo de recuperação. Outros factores demográficos importantes mostram que havia mais doentes com BM no sexo masculino do que no feminino, mais trabalhadores, reformados e desempregados do que empregados ou outras profissões. Estes subgrupos estão expostos mais frequentemente a traumas e problemas de saúde das doenças dependendo da sua idade e representam os factores de risco para a BM [57]. Os sintomas mais frequentes foram as alterações do estado mental, a febre, a dor de cabeça, o endurecimento do pescoço e os vómitos, mas a associação de todos os sintomas só foi observada num pequeno número de pessoas. Em qualquer caso, três a quatro deles estavam presentes. Dados semelhantes foram registados por vários autores [57-60].

A ausência de resultados bacteriológicos indicou que a utilização precoce de dexametasona em doentes considerados demasiado graves para BM pode levar a uma melhoria do tempo de recuperação. Por outro lado, pacientes graves responderam melhor a doses maiores de dexametasona. Como citado acima, segundo Van de Beek et al., em doentes com meningite que se encontravam com quantidade aumentada de leucócitos (>1000/mm^{3}) no líquido cefalorraquidiano, por redução do risco de falecimento, atribui-se ao facto da administração de uma determinada dose de dexametasona como terapia adjuvante na admissão, antes ou conjuntamente à primeira dose de terapia antimicrobiana [61]. Neste caso, o indicador de gravidade da doença foi o número de leucócitos, enquanto que no nosso caso foi a presença de redução da GCS. A meningite bacteriana, de um ponto de vista funcional, é uma "batalha" entre bactérias e vários componentes do sistema imunitário, pelo que o resultado adverso pode resultar de um impacto que pode vir de ambos os lados. Apesar de ser difícil avaliar a contribuição de cada elemento (bactérias e imunidade) na patogénese, é possível formular hipóteses sobre o papel que cada um desempenha na progressão da doença e no resultado do tratamento. Uma vez esterilizada a cultura do LCR 24 a 48 horas após a primeira dose de antibiótico [62], pode especular-se que o problema subsequente pode ser a "prevenção da tempestade inflamatória". Atualmente, está demonstrado que os componentes bacterianos são diferentes promotores de processos inflamatórios e que estes componentes são geralmente uma consequência dos efeitos dos antibióticos nas bactérias [63, 64]. Por conseguinte, parece razoável e a investigação sugere fortemente que a terapêutica anti-inflamatória na MO é benéfica para a mesma [58, 59, 63, 65]. Relativamente à dexametasona, os efeitos inflamatórios e antitóxicos estão também associados a um efeito imunossupressor.

Assim, podemos ter em consideração os efeitos inflamatórios e imunossupressores na nossa avaliação do impacto global dos corticosteróides no tratamento da MB. Geralmente, os corticosteróides são utilizados antes da primeira dose ou imediatamente após o início da terapêutica antibiótica.

Teoricamente, se utilizarmos a hiperatividade imunológica, a terapia com corticosteróides pode ser benéfica e, quando temos hiperatividade, pode não ser benéfica e até prejudicial. É interessante notar que os sinais e sintomas que se baseiam na escala Glasgow Coma Score se baseiam em grande parte nas consequências que advêm da inflamação no LCR, pelo que um GCS baixo indica um aumento da inflamação no LCR. Esta pode ser a razão pela qual o tratamento com dexametasona pode ser eficaz no grupo de doentes muito doentes (os que têm uma GCS baixa) para mudar de doentes considerados menos doentes (os que têm uma GSC alta). Além disso, o efeito bacterolítico dos antibióticos leva à intoxicação do organismo e também à intoxicação cerebral, que pode ser inibida pela dexametasona. Por conseguinte, especulamos que a hipótese acima referida poderia explicar os resultados "diferentes" da terapêutica com dexametasona em doentes com MB em vários estudos. Os estudos não revelam qualquer efeito da dexametasona em crianças e adultos com BM provenientes de países como o Malawi, a África do Sul, o Paquistão, etc. [66, 67]. [66, 67]. Por outro lado, os estudos que apoiam a eficácia da dexametasona na meningite bacteriana (especialmente causada por Haemophilus influenzae tipo b) em crianças e adultos são provenientes de países industrializados [65,68,69]. Outro estudo realizado por Mai et al. no Vietname mostra melhores resultados apenas quando "a doença é comprovadamente microbiana". Os doentes com meningite bacteriana tiveram provavelmente uma taxa de mortalidade mais elevada em comparação com o grupo do placebo. Não foi encontrada nenhuma razão válida para explicar este resultado [59].

Nos países em desenvolvimento podem ser encontrados elevados níveis de alternância imunitária na sua população devido à infeção pelo VIH e à desnutrição [70, 71]. Nesta população, a terapia adjuvante com dexametasona pode reduzir o nível de intoxicação originando incapacidade e bacteriólise imunitária. A nutrição, o stress, as doenças crónicas e a poluição ambiental podem afetar a resposta imunitária não só no sentido de a refrear ou ativar, mas alterando as formas de ocorrência desta resposta [72, 73]. Tendo em conta estes factores, os relatórios dos países em desenvolvimento revelaram diferenças em comparação com os resultados dos países industrializados: por exemplo, a elevada prevalência de doenças alérgicas nos países industrializados revela um sistema imunitário hiperativo [74, 75]. É necessário ter em consideração factores como a acessibilidade e a eficiência dos serviços de saúde, que podem abordar diretamente o contingente de doentes que receberam o estudo, modificando o impacto da eficácia do tratamento com dexametasona. A dexametasona é útil como inibidor da inflamação na resposta imunitária hiperenergética; por conseguinte, os doentes com sintomas de meningite que exibem uma resposta imunitária exagerada (elevado número de leucócitos no LCR), que também exibem uma inflamação persistente (edema cerebral *I* baixo GCS), devem ser tratados com dexametasona como primeira medida. Estes resultados sugerem que devem ser realizados mais estudos para avaliar prospectivamente os critérios clínicos e bacteriológicos de exploração de doentes com BM que requerem terapia imediata com glucocorticóides, especialmente quando acompanhados por um estado de consciência gravemente alterado [76].

CAPÍTULO 7. CONCLUSÕES

1. Os dados encontrados sobre a incidência de agentes patogénicos apenas no edema cerebral correspondem à população de neuroinfecções em Tirana.

2. O tempo médio de internamento para este grupo de diagnóstico é de grande importância do ponto de vista administrativo e clínico.

3. Os dados mostram um rácio M/F a favor dos homens e os relatórios encontrados do nosso lado são a favor dos homens.

4. Este estudo sugere que doses mais elevadas de corticosteróides podem reduzir significativamente o tempo de melhoria da BM. Por outro lado, os doentes com uma GCS stipple mais elevada não beneficiam da terapêutica com dexametasona.

5. Os sintomas de afetividade meníngea apresentam uma relação significativa com o nível de consciência, quanto mais expressivos forem os sintomas mais comprometido estará o nível de consciência.

6. Os sintomas da afeção meníngea correlacionam-se claramente com os dados do exame objetivo e com as alterações imagiológicas.

7. Recomenda-se que o diagnóstico e o tratamento, como dois componentes intimamente relacionados entre si, estejam no centro das atenções para algumas possíveis mudanças.

8. Os grandes edemas associados a pontos de imagem específicos aumentam a relação custo-eficácia devido ao tempo de hospitalização.

9. A apresentação direta e o tratamento correto afectam positivamente a sobrevivência e a duração da hospitalização e das sequelas neurológicas, em resultado de um tratamento adequado.

CAPÍTULO 8. RECOMENDAÇÕES

♦ O objetivo da investigação é encontrar a incidência dos diagnósticos responsáveis pelo edema cerebral nas neuroinfecções a nível nacional após o censo de 2011 e tendo em conta a consolidação dos sistemas de informação a nível nacional.

♦ Criação de uma base de dados de neuroinfecções edema em formato eletrónico e armazenada no Hospital de Infecções do Centro Hospitalar Universitário, permitindo a recolha de dados de acordo com as caraterísticas exigidas pelas equipas médicas, a recolha contínua de dados e o tratamento rápido da informação.

♦ Criar um documento de ATS (Avaliação das Tecnologias da Saúde) gestão da relação custo-eficácia (morbilidade-atividade).

♦ Melhorar a realização dos exames imagiológicos e laboratoriais, condição necessária no processo de diagnóstico e tratamento devido à recuperação do estado do doente após a alta.

♦ Introduzir um protocolo de tratamento preciso do edema nas neuroinfecções e atualizar as suas melhores práticas contemporâneas. Este tratamento pode servir de ponto de partida para lançar este processo.

♦ A reavaliação da conclusão mais importante deste estudo consiste na sugestão de que doses mais elevadas de corticosteróides podem reduzir significativamente o tempo de melhoria da BM. Por outro lado, os doentes com stipple GCS elevado não beneficiam da terapêutica com dexametasona.

♦ Melhorar a gestão dos hospitais regionais que poderiam tratar a patologia de imediato, evitando a chegada do doente ao Centro Hospitalar Universitário.

♦ Melhorar a chegada atempada do doente ao hospital a partir do momento da apresentação do médico de família e da intervenção recomendada para cada caso, o que traz grandes benefícios para a evolução da doença.

Referência

[1] **Adams HP, Adams RJ, Brott T.** *Guidelines for the early management of patients with ischemic stroke.* "A scientific statement from the Stroke Council of the American Stroke Associon", 2003 34, 1056-1083.

[2] **Schneck M J.** *Treating elevadet intracranial pressure.* Aumentamos ou baixamos a pressão arterial", Editorial Crit. Care Med, 1998, 11. 1787-1788.

[3] **Boss B.** *Conceito de disfunção neurológica.* Em K Mc Cance, "Pathophysiology, The biological Basic for Disease in Adult and children", 3erd ed.St Louis, Mo, Mosby, 1998 460-504.

[4] **Robertson C.** *Management of cerebral perfusion after traumatic brain injury (Gestão da perfusão cerebral após traumatismo cranioencefálico).* "Anesthesiology", .2001, 6, 1513-1517.

[5] **J. Claude Bennett, Gerald L. Mandell,** *Texbook of Medicine,* 21ª Edição. "Meningite Bacteriana, Tuberculose, Monitorização Respiratória em Cuidados Intensivos". 485, 490, 1645-1655, 1723.

[6] **Rubin LL, Staddon J M.** *The cell biology of the blood brain barren.* "Ann Rev Neurocsi", 1999, 22, 11-28.

[7] **Smith WS Matthay MA.** *Evidência de um mecanismo hidrostático no edema pulmonar nerogénico humano. Chest,* 1997 111, 1326-1333.

[8] Trauma.org. *Controlo da hipertensão intracraniana.* Disponível em. wwwtrauma. org/icpcontrol.html. Acedido em 1 de julho de 2003.

[9] **Tenente-coronel SK Jha (Reformado);** *Cerebral Edema and its Management,* "MJAFI" 2003; 59 : 326-331.

[10] **Adams HP, Adams RJ, Brott T.** *Guidelines for the early management of patients with ischemic stroke.* "A scientific statement from the Stroke Council of the American Stroke Associon", 2003 34, 1056-1083.

[11] **Berger C, Schabitz WR, Georgiadis D, Steiner T, Aschoff A.** Efeitos *da hipotermia nos aminoácidos de saída e no metabolismo em doentes com AVC.* "Stroke". 2002, 33, 519-524.

[12] **Boss B.** *Conceito de disfunção neurológica.* Em K Mc Cance, "Pathophysiology, The biological Basic for Disease in Adult and children", 3erd ed.St Louis, Mo, Mosby, 1998 460-504.

[13] **Drummond J C, Patel PM, Cole DJ, Paul J.** *O efeito da redução da pressão coloidal, com e sem redução da osmolaridade, no edema cerebral pós-traumático.* "Anesthesiol", 1998, 88, 993-1002.

[14] **Diederik van de Beek, Ph.D Jan de Gans.** *Caraterísticas Clínicas e Factores de Prognóstico em Aduls com Meningite Bacteriana.* "The New England Journal of Medicine", Volume 351, 1894-1895 outubro de 2004.

[15] **Harrison** O efeito do manitol no edema cerebral após um grande enfarte cerebral hemisférico. "Neurology Principles of Internal Medicine". 12ª Edição, 109, 354 Mario EM Adams RE,DerdeynCP, Powers WJ, Diringer MN., 1999, 52, 583593.

[16] **Richard K. Root, F. Waldvogel, L. Corey, W. E. Stamm.** *Clinical Infection Diseases, A Practical Approach,* 1999, 715, 689-703.

[17] **Zorumski CF.** *A fisiologia e a farmacologia do sistema neurotransmissor de aminoácidos. Neurotransmittor Review,* 1997, 2, 120-124.

[18] **Fodor, PA., Levin, M.J., Weinberg, A. e et al.,** *Atypical herpes simplex virus encephalitis diagnosed by PCR amplification of viral DNAfrom CSF,* "Neurology", 51 (1998) 554

[19] **Sampathkumar P,** *Vírus do Nilo Ocidental: Epidemiologia, Apresentação Clínica, Diagnóstico e Prevenção,* Mayo Clin Proc, 78 (2003) 1137-1144

[20] **Mayer S, Chong J.** *Critical care mangement of increased intracranial pressure.* "J of Intensive Care Med". 2000, 17, 55-67.

[21] **Richard K. Root, F. Waldvogel, L. Corey, W. E. Stamm.** *Clinical Infection Diseases, A Practical Approach,* 1999, 715, 689-703.

[22] **Roos KL:** *Meningite bacteriana.* In: Roos KL, ed. *Central Nervous System Infectious Diseases and Therapy,* Nova Iorque: Dekker; 1997:99-126.

[23] **Zwahlen A, Nydegger UE, Vaudaux P,** et al: "Complement-mediated opsonic activity in normal and infected human cerebrospinal fluid: Resposta precoce durante a meningite bacteriana". *J Infect Dis* 1982; 145:635-646.

[24] **SpellerbergB,TuomanenEI:** "The pathophysiology of pneumococcal meningitis". *Ann Med* 1994; 26:411-418.

[25] **Roos KL:** *Patogénese e fisiopatologia da meningite bacteriana.* In: Roos KL, ed. *Meningitis: 100 Maxims in Neurology,* London: Arnold; 1997:6-20.

[26] **Tureen JH, Dworkin RJ, Kennedy SL, et al:** Perda da autorregulação cerebrovascular na meningite experimental em coelhos. *J Clin Invest* 1990; 85:577581.

[27] **Roos KL:** *Apresentação clínica da meningite bacteriana.* In: Roos KL, ed. *Meningitis: 100 Maxims in Neurology,* London: Arnold; 1997:2035.

[28] **Cushing H:** "Concerning a definite regulatory mechanism of the vasomotor centre which controls blood pressure during cerebral compression" (Sobre um mecanismo regulador definitivo do centro vasomotor que controla a pressão sanguínea durante a compressão cerebral). *Johns Hopkins Hosp Bull ION-,* 12:290-292.

[29] **Drummond J C, Patel PM, Cole DJ, Paul J.** *O efeito da redução da pressão coloidal, com e sem redução da osmolaridade, no edema cerebral pós-traumático.* Anesthesiol, 1998, 88, 993-1002.

[30] **Rosner JM. Jonson AIL.** *Pressão de perfusão cerebral, protocolo de gestão e resultados clínicos.* J Neurosurg, 1995, 83, 949-962.

[31] **Roos KL: Líquido cefalorraquidiano.** In: Roos KL, ed. *Meningitis: 100Maxims in Neurology,* London: Arnold; 1997:36-52.

[32] **Dougherty JM, Roth RM:** Cerebral spinal fluid. *Emer Med Clin North Amm-,* 4:281-297.

[33] **Bonadio WA:** "O líquido cefalorraquidiano: Aspectos fisiológicos e alterações associadas à meningite bacteriana". *Pediatr Infect Dis J* 1992; 11:423432.

[34] **Carpenter, R.R. e Petersdorf, R.G.,** *The clinicalpectrum of bacterial infection,* Am J Med, 33 (1962) 262.

[35] **Dunbar, S.A., Eason, R.A., Musher, D.M. and et al.,** *Microscopic examination and broth culture of cerebrospinal fluid in diagnosis of meningitis,* J Clin Microbiol, 36 (1998) 1617.

[36] **Diederikvan de Beek, Ph.D Jan de Gans.** *The New England Journal of Medicine. Caraterísticas Clínicas e Factores de Prognóstico em Adah com Meningite Bacteriana.* Volume 351, 1894-1895 outubro de 2004.

[37] **Berger C, Schabitz WR, Georgiadis D, Steiner T, Aschoff A.** *Efects of hyportermia on exitatory amino acids and metabolism in stroke patient. Stroke.* 2002, 33, 519-524.

[38] **Grande PO, Asbeirsson B, NordstromCH.** *Volume targeted therapy of increased intracranialpressure.The Fund concept unifica tratamentos cirúrgicos e não cirúrgicos.* Ata Aneasthesiol Scand. 2002, 46, 929-941.

[39] **Trujillo M, McCracken GH:** *Neonatalmeningitis.* In: Roos KL, ed. *Central Nervous System Infectious Diseases and Therapy,* Nova Iorque: Dekker; 1997:25-44.

[40] **Comité de Doenças Infecciosas:** "Terapia com dexametasona para meningite bacteriana em bebés e crianças". *Pediatria* 1990; 86:130-133.

[41] **de Gans J, van de beek D:** "European Dexamethasone in Adulthood Bacterial Meningitis Study Investigators; Dexamethasone in adults with bacterial meningitis". *N Engl J Med* 2002; 347:1549-1556.

[42] **Tureen JH, Tauber MG, Sande MA:** ' Effect of hydration status on cerebral blood flow and cerebrospinal fluid lactic acidosis in rabbits with experimental meningitis". *J Clin Invest 1992;* 89:947-953.

[43] **Annegers JF, Hauser WA, Beghi E, et al:** "The risk of unprovoked seizures after encephalitis and meningitis" (O risco de convulsões não provocadas após encefalite e meningite). *Neurology* 1988; 38:1477-1510.

[44] **Roos KL:** Terapia da meningite bacteriana. In: Roos KL, ed. *Meningitis: 100 Maxims in Neurology,* London: Arnold; 1997:69-108.

[45] **Swartz MN.** "Meningite: bacteriana, viral e outras". In: Goldman L, Ausiello D, eds. Cecil Medicine. 23ª edição. Philadelphia, Pa: Saunders Elsevier; 2007: cap 437.

[46] **Santé Voyages** - *Meningite à méningocoque* A et **C;** http://www3.chu-rouen. fr/Internet/services/sante voyages/pathologies/meningite.

[47] **Van de Beek D, de Gans J, Spanjaard L, Weisfelt M, Reitsma JB, Vermeulen M.** *Clinicalfeatures and prognostic factors in adults with bacterial meningitis.* N EnglJ Med 2004;351:1849-1859. [Erratum, N EnglJ Med 2005;352:950.]

[48] **Schuchat A, Robinson K, Wenger JD, et al.** *Bacterial meningitis in the UnitedStatesin 1995.* N EnglJ Med 1997;337:970-976.

[49] **Acute bacterial meningitis in adults:** *Analysis of 218 episodes;* "Irish Journal of Medical Science"; Springer London; ISSN 0021-1265 (Print), Volume 166, Número 4 *I* outubro, 1997; 10.1007/BF02944240; 231-234; segunda-feira, 8 de setembro de 2008.

[50] **Diederik van de Beek, M.D., Ph.D., Jan de Gans, M.D., Ph.D., Allan R. Tunkel, M.D., Ph.D., e Eelco EM. Wijdicks, M.D., Ph.D.** *Community-AcquiredBacterialMeningitisinAdults,* "N EnglJ Med" 2006;354:44-53.

[51] **Durand, ML, Calderwood, SB, Weber, DJ, et al.** *Meningite bacteriana aguda em adultos-.* Uma revisão de 493 episódios. N EnglJ Med 1993; 328:21.

[52] Instituti i Statistikave; INSTAT - *Popullsia dhe Densiteti sipas Rretheve, mesatare vjetore 2005,* Albânia.

[53] http://www.ucar.edu/communications/quarterly/fall08/meningitis.jsp

[54] http://www.oecd.org/health/healthataglance

[55] **Khetsuriani N, Holman RC e Anderson LJ.** "Burden of encephalitis-associated hospitalizations in the United States", 1988-1997'. *Clin Inf Dis* 2002;35: 175-82.

[56] **Roos KL, Tunkel AR, Scheid WM:** *Meningite bacteriana aguda em crianças e adultos.* **In: Scheid WM, Whitley RJ, Durack DT,** ed. *Infections of the Central MervousSystem,* 2ª ed.. Philadelphia: Lippincott-Raven; 1997:335-401.

[57] **van de Beek D, de Gans J, Spanjaard L,** et al. (2004) *Caraterísticas clínicas e factores de prognóstico em adultos com meningite bacteriana.* "N Engl J Med" 351: 18491859.

[58] **Greenwood BM (2007)** *Corticosteroids for Acute Bacterial Meningitis.* "N EnglJ Med" 357; 24: 2507-2509.

[59] **Mai NTH, Chau TTH, Thwaites G,** et al. (2007) *Dexamethasone in Vietnamese adolescents and adults with bacterial*

meningitis. "N Engl J Med" 357: 2431 40.

[60] **Thwaites GE, Bang ND, Dung NH,** et al. (2004) *Dexametasona para o tratamento da meningite tuberculosa em adolescentes e adultos.* "N Engl J Med" 351: 1741-1751.

[61] **van de Beek D, de Gans J, Tunkel AR,** et al. (2006) *Community-acquired bacterial meningitis in adults.* "N Engl J Me "d 354: 44-53.

[62] **Quagliarello V e Scheid WM** (1992) *Bacterial meningitis:pathogenesis, pathophysiology, and progress.* "N Engl J Med" 327: 864-872.

[63] **Scheid WM, Dacey RG, Winn HR, Welsh JE, Jane JA, Sande MA** (1980) *Resistência à saída do fluido cerebrospinal em coelhos com meningite experimental: alterações com penicilina e metilprednisolona.* "J Clin Invest" 66: 243-253.

[64] **Tauber MG, Khayam-Bashi H, Sande MA** (1985) *Effects of ampicillin and corticosteroids on brain water content, cerebrospinal fluid pressure, and cerebrospinal fluid lactate levels in experimental pneumococcal meningitis.* "J Infect Dis" 151: 528-534.

[65] **van de Beek DJ, de Gans J, McIntyre P, Prasad K** (2004) *Steroids in adults with acute bacterial meningitis: Revisão sistémica. Eancet Infection Disease* 4: 139-143.

[66] **Molyneux EM, Walsh AL, Forsyth H,** et al. (2002) *Dexamethasone treatment in childhood bacterial meningitis in Malawi: a randomised controlled trial.* Lancet 360: 211-218.

[67] **Qazi SA, Khan MA, Mughal N,** et al. (1996) *Dexamethasone and bacterial meningitis in Pakistan.* "Arch. Dis. Child" 75: 482-488.

[68] **McIntyre PB, Berkey CS, King SM,** et al. (1997) *Dexamethasone as adjunctive therapy in bacterial meningitis: a meta-analysis of randomised clinical trials since* 1988. "JAMA" 278: 925-931.

[69] **de Gans J, van de Beek D** (2002) *Dexamethasone in adults with bacterial meningtis.* "N Engl J Med" 347: 1549-1556.

[70] **UNICEF, Quadros estatísticos,** *The State of World's Children,* 2001.

[71] **Chandra RK,** apresentado como parte de um simpósio: *History of Nutritional Immunology, apresentado na 75ª Reunião Anual da Federação das Sociedades Americanas de Biologia Experimental,* Atlanta, GA, 23 de abril de 1991.

[72] **Bachou H, Tylleskar T, Downing R, Tumwine JK** (2006) *Desnutrição grave com e sem infeção por VIH-1 em crianças hospitalizadas em Kampala, Uganda: diferenças nas caraterísticas clínicas, nos resultados hematológicos e na contagem de células CD4+.* Nut J 5: 27.

[73] **Becklake MR** (2005) *Wheeye, asthma diagnosis and medication use in developing countries Thorax* 2005 60: 885-887.

[74] **BrabackL, Plaschke P, Nilsson L, Boman G, Janson** C (2001) *Great geographic variations in the prevalence of asthma and allergy. Estudos populacionais internacionais para explicar os factores associativos.* Lakartidningen 98: 5322-5326.

[75] **Janson C, Anto J, Burney P, Chinn S, de Marco R, Heinrich J, Jarvis D, Kuenzli N, Leynaert B, Luczynska C, Neukirch F, Svanes C, Sunyer J, Wjst** M (2001) The *European Community Respiratory Health Survey: what are the main results so far?* Eur Respir J 18: 598-611.

[76] **Ndreu AH, Shytaj KM, Pilaca AS, Harxhi AK, Kraja DV, Petrela EY, Bara PY, e Mingomataj E£.** (2009); *Eficácia da dexametasona na meningite bacteriana - uma análise retrospetiva de doentes adultos albaneses.* J Infect Dev Ctries 3(11): 849-855.

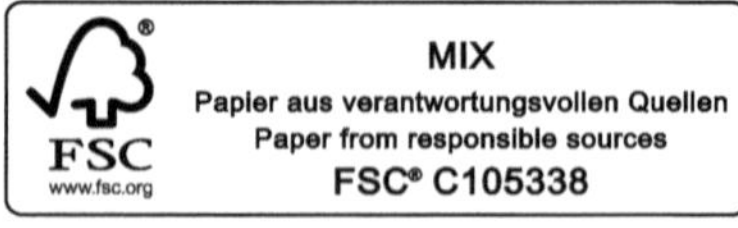

Printed by Books on Demand GmbH, Norderstedt / Germany